Osteoporose

DIE ERSTEN 100 TAGE

Dieser Ratgeber ist in Zusammenarbeit mit der Deutschen Gesellschaft für Osteologie e. V. entstanden. Wir danken Prof. Dr. Andreas Roth für die fachliche Betreuung.

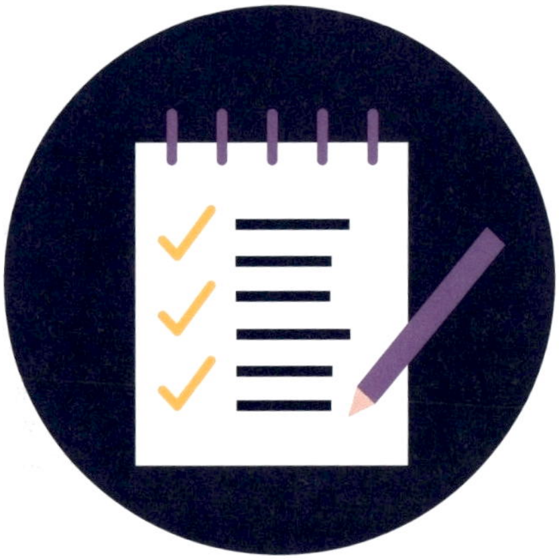

2 Osteoporose – und jetzt?

3 Therapeut Arzt

4 Therapeut Ich

5 Die Psyche stärken

6 Service

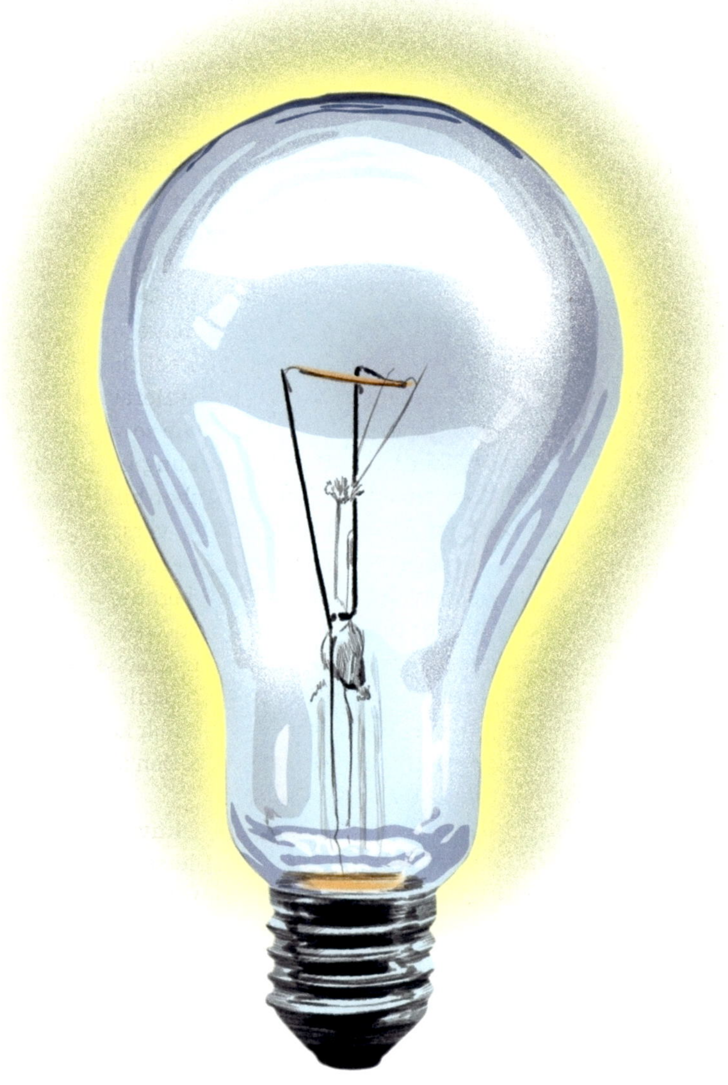

VORWORT

Liebe Leserin,
lieber Leser,

Osteoporose, umgangssprachlich auch Knochenschwund genannt, gilt als „stille" Volkskrankheit, da sie tückischerweise sehr lange unentdeckt bleibt. Besonders gefährdet sind Frauen nach den Wechseljahren, aber auch bei Männern steigt das Risiko im Alter an.

Wenn die Knochen langsam porös und brüchig werden, verspüren Betroffene häufig keine Schmerzen. Meist kommt die Diagnose erst ans Licht, wenn ein Knochen bricht, was für Sie als Patient eine durchaus dramatische Erfahrung sein kann. Wenn Sie nun um Ihre Erkrankung wissen, ist konsequentes Handeln gefragt. Jetzt gilt es, den Knochenabbau aufzuhalten und den Knochenaufbau anzuregen. Die gute Nachricht: Es gibt eine ganze Reihe an Behandlungsmöglichkeiten, einschließlich moderner, bestens erforschter Medikamente, die Sie bei der Therapie unterstützen.

Mindestens ebenso wichtig wie die Begleitung und Behandlung durch Ihre Hausärztin oder Ihren Hausarzt beziehungsweise Fachärztin oder Facharzt ist, dass Sie als Betroffene oder Betroffener selbst aktiv werden. Eine große Herausforderung besteht darin, durch eine gezielte Sturzprophylaxe (weitere) Knochenbrüche zu vermeiden, da Stürze im Verlauf der Erkrankung für Sie ein großes Gesundheitsrisiko darstellen.

Gleichzeitig gilt es, durch eine angepasste Lebensweise und Ernährung alles dafür zu tun, um Ihre Knochen zu stärken und schädliche Einflüsse zu vermeiden, die den Knochenschwund weiter voranschreiten lassen. Durch dosierte sportliche Betätigung können Sie zudem einiges tun, um den Knochen zu stärken.

Therapie und Selbstmanagement werden Sie von heute an ihr ganzes weiteres Leben begleiten. Doch keine Sorge – Sie können diese Herausforderungen meistern, indem Sie so viel wie möglich über Ihre Erkrankung in Erfahrung bringen. Dieser Ratgeber hilft Ihnen dabei, denn er gibt Ihnen verständliche Antworten auf wichtige Fragen, die Sie vermutlich nach der Diagnose beschäftigen: Was schwächt und was stärkt die Knochen? Wie wird die Knochendichte gemessen? Was sind die Säulen der Therapie? Wie ernähre ich mich kalziumreich? Was für eine Rolle spielen Sport und körperliche Belastung?

Werden Sie aktiv, und unterstützen Sie Ihre Therapie selbst – das ist der erste wichtige Schritt in die richtige Richtung. Wir wünschen Ihnen dabei alles Gute!

Julia Rotherbl

Dr. Dennis Ballwieser

Chefredaktion
Apotheken Umschau

Tina Haase

Stefan Schweiger

1

Was ist das – Osteoporose?

Wenn Knochen brüchig werden

Von Osteoporose sprechen Ärztinnen und Ärzte, wenn die Knochendichte verringert ist. Das Risiko für Brüche steigt dadurch. In diesem Kapitel finden Sie Wissenswertes darüber, wie der Knochenstoffwechsel im Körper funktioniert, was Osteoporose verursacht und woran man die Krankheit erkennt.

1 Sie sind nicht allein: Osteoporose haben viele – warum?

Osteoporose gilt als Volkskrankheit. Mindestens 6,3 Millionen Menschen in Deutschland sind davon betroffen, jedes Jahr erkranken etwa 885.000 Menschen neu. Wie viele wirklich an der „Knochenkrankheit“ leiden, lässt sich schwer schätzen. Oft kommt es erst zur Diagnose, wenn bei einem nicht allzu schweren Sturz plötzlich das Handgelenk bricht oder gar der Oberschenkelhals.
Das Osteoporoserisiko steigt wie bei vielen Erkrankungen mit dem Alter immer weiter an. Von den unter 45-Jährigen erhalten in Deutschland laut Robert Koch-Institut weniger als ein Prozent innerhalb eines Jahres die Diagnose Osteoporose. In der Altersgruppe zwischen 45 und 64 Jahren liegt das Risiko für Männer schon bei 1,9 Prozent – und das für Frauen ist mit 4,4 Prozent mehr als doppelt so hoch. Besonders häufig betroffen sind Frauen nach den Wechseljahren: Ab dem 65. Lebensjahr liegt ihr Erkrankungsrisiko bereits bei 24 Prozent, das der Männer weiterhin nur bei 5,6 Prozent. Das führt dazu, dass 80 Prozent der Betroffenen in Deutschland Frauen sind. Wenngleich diese Zahlen der Diagnose kaum den Schrecken nehmen, ist es gut, zu wissen, dass verschiedene Behandlungsmethoden zur Verfügung stehen, um die Erkrankung in den Griff zu bekommen.

2 Wann entwickelt sich Osteoporose und wer ist gefährdet?

In unseren Knochen sind rund um die Uhr Auf- und Abbauprozesse im Gange. Gesteuert von Hormonen und anderen Botenstoffen, bauen die Osteoblasten fortwährend Knochensubstanz auf, während die Osteoklasten sie immer wieder abbauen – etwa, wenn der Körper das Kalzium an anderer Stelle dringender braucht. Gerät dieses System aus dem Gleichgewicht und übersteigt der Abbau den Aufbau, verlieren die Knochen mit der Zeit an Substanz und werden immer poröser. Irgendwann sind sie so fragil, dass sie schneller brechen als gesunde, starke Knochen. Dann sprechen Ärztinnen und Ärzte von Osteoporose. Der Fachbegriff beschreibt wörtlich den aktuellen Zustand des Skeletts: „Osteo“ steht in der

Sprache der Medizin für „Knochen" und „porus" bedeutet „porös" oder „löchrig". Im Volksmund wird Osteoporose auch „Knochenschwund" genannt.
Die Krankheit, die manchmal auch in der Familie liegen kann, entwickelt sich aus unterschiedlichen Gründen. So kann beispielsweise ein Kalziummangel vorliegen. Steht das Mineral dem Körper nicht in ausreichender Menge zur Verfügung, kann er keine Knochenmasse aufbauen. Fehlt dagegen Vitamin D, ist der Körper nicht in der Lage, das aufgenommene Kalzium optimal für den Knochenaufbau zu nutzen. Deshalb kann neben einem Kalziummangel auch eine jahrelange Unterversorgung mit Vitamin D zu Osteoporose führen. Bei Frauen begünstigt ein Mangel des Sexualhormons Östrogen die Entwicklung von Osteoporose – weshalb sie mit Beginn der Wechseljahre besonders gefährdet sind. Es gilt: Je früher eine Frau in die Wechseljahre kommt, desto größer ist ihr Osteoporoserisiko. Ebenso ist ein spätes Einsetzen der Pubertät ein Risikofaktor (siehe Seite 20).
Hat ein Mangel an Hormonen, Kalzium oder Vitamin D die Osteoporose verursacht, spricht man von „primärer Osteoporose". Eine „sekundäre Osteoporose" liegt vor, wenn Stoffwechselstörungen, Medikamente oder andere Erkrankungen die Ursache sind. Dazu gehören etwa eine Überfunktion der Nebennierenrinde („Cushing-Syndrom"), Diabetes, rheumatische oder Lebererkrankungen. Ist die Nährstoffaufnahme gestört, etwa bei einer chronischen Darmerkrankung oder einer Essstörung, kann das ebenfalls zu sekundärer Osteoporose führen.
Bewegungsmangel, Rauchen, ein übermäßiger Alkoholkonsum und Untergewicht gelten als zusätzliche Risikofaktoren. Aber auch manche Medikamente beschleunigen den Knochenabbau. Dazu gehören Blutverdünner, Antidepressiva, Antiepileptika und Mittel gegen Sodbrennen (siehe Seite 36).

RISIKOFAKTOREN FÜR PRIMÄRE OSTEOPOROSE | **RISIKOFAKTOREN FÜR SEKUNDÄRE OSTEOPOROSE**

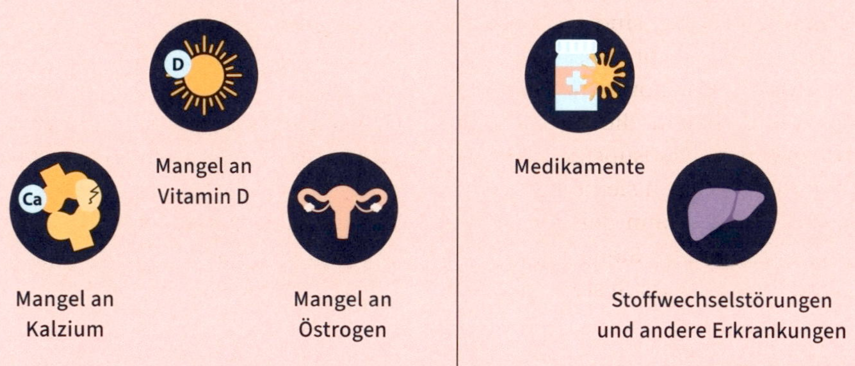

3 Woraus bestehen Knochen?

Knochen setzen sich zu 60 bis 70 Prozent aus Mineralien zusammen, vor allem aus Kalziumphosphat. Weitere 20 bis 25 Prozent des Knochens bestehen aus Zellen und anderem organischen Material wie Kollagen, die übrigen 10 bis 15 Prozent aus Wasser.

Etwa 206 Knochen bilden das Skelett eines Erwachsenen (siehe Grafik rechts). Anatomisch gesehen zählen sie zum Binde- und Stützgewebe. Die kleinsten Knochen sind die drei Gehörknöchelchen im Mittelohr, „Hammer“, „Amboss“ und „Steigbügel“ genannt. Der größte Knochen des Menschen ist der Oberschenkelknochen. All diese Knochen geben unserem Körper seine Form, ermöglichen Bewegungen und schützen die wichtigsten Organe wie zum Beispiel der Brustkorb Herz, Lunge und Leber oder der Schädel das Gehirn. Knochen sind quasi unser inneres Gerüst: Ohne unser Skelett wären wir nur ein weicher Haufen.

Trotz ihrer Festigkeit und obwohl sie als Skelett auch nach dem Tod weitgehend erhalten bleiben, sind Knochen alles andere als leblos. Ob Becken oder Rippe: Jeder Knochen ist straff von Knochenhaut (*Periost*) umspannt. Darunter liegt die Rindenschicht (*Corticalis*), die ein schwammartiges Gebilde aus Knochenbälkchen (*Spongiosa*) verbirgt. In dessen Innern, tief im Zentrum des Knochens, liegt bei Röhrenknochen die Markhöhle (*Cavum medullare*) mit dem Knochenmark (*Medulla ossium*): ein lebenswichtiges Produktionszentrum, denn hier bildet der Körper täglich neue Blutzellen. Das Skelett ist gut durchblutet: Fein verzweigte Gefäße versorgen jeden Knochen mit Sauerstoff und Nährstoffen. Das ist wichtig, denn in seinem Innern befinden sich lebendige Zellen. Es gibt drei wichtige Zellgruppen: Die Osteoblasten, die Knochensubstanz aufbauen. Die Osteoklasten, die Knochenmasse abbauen. Und die Osteozyten, die diesen Knochenstoffwechsel zwischen Auf- und Abbau regulieren und beim gesunden Menschen im Gleichgewicht halten. Bei Osteoporose ist dieser fein ausbalancierte Knochenstoffwechsel gestört: Der Knochenabbau überwiegt den -aufbau, sodass die Knochendichte immer weiter sinkt und die Knochen irgendwann porös werden.

Gut zu wissen

Babys haben direkt nach der Geburt rund 300 Knochen – und damit deutlich mehr als Erwachsene. Das liegt daran, dass manche Knochen, etwa die des Schädels, erst später zusammenwachsen.

Das menschliche Skelett

Fachleute unterteilen das Skelett in „lange Knochen“ (Oberschenkelknochen), „flache Knochen“ (Schulterblatt), „kurze Knochen“ (Handwurzelknochen), „hohle Knochen“ (Schädel) und „Sesambeine“ (Kniescheibe).

Schädel
1 Stirnbein
2 Oberkiefer
3 Unterkiefer

Schultergürtel
4 Schlüsselbeine
5 Schulterblätter

Brustkorb
6 Brustbein
7 Rippen

Wirbelsäule
8 Wirbelsäule
9 Kreuzbein

Beckengürtel
10 Darmbeine
11 Schambeine
12 Sitzbeine

Arm-Skelett
13 Oberarmknochen
14 Speiche
15 Elle
16 Handwurzelknochen
17 Mittelhandknochen
18 Fingerknochen

Bein-Skelett
19 Oberschenkelknochen
20 Kniescheibe
21 Schienbein
22 Wadenbein
23 Fußwurzelknochen
24 Mittelfußknochen
25 Zehenknochen

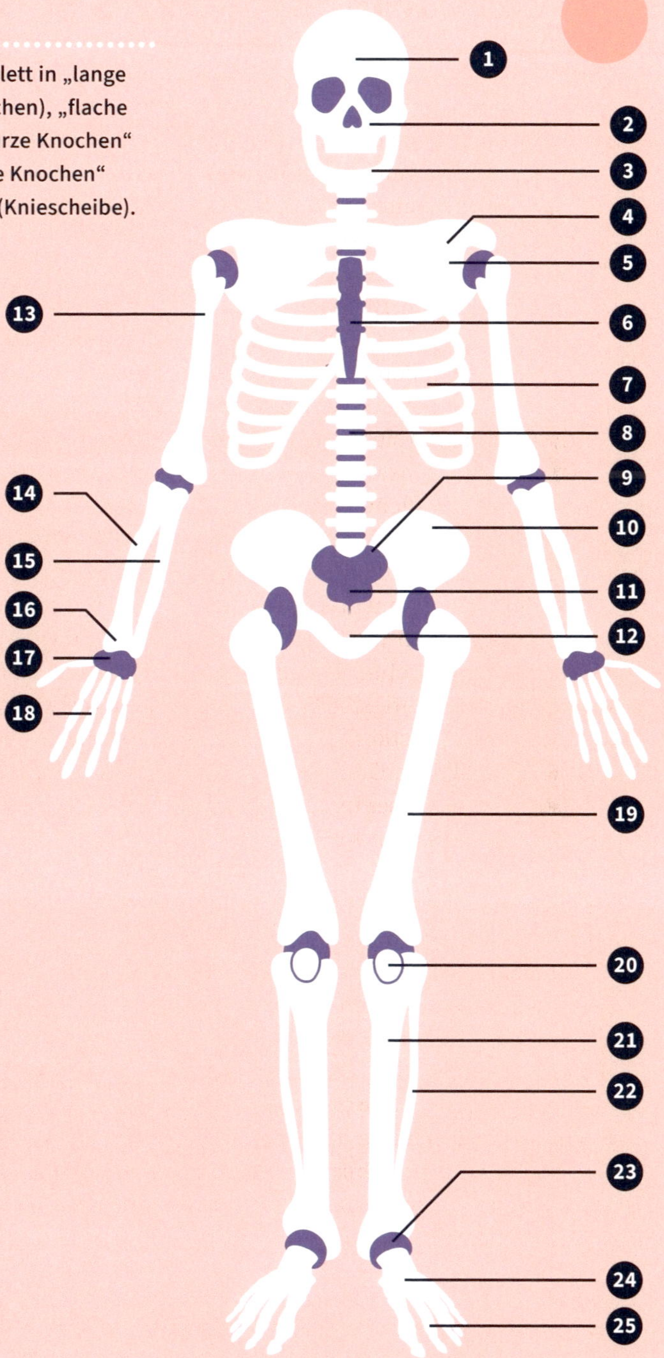

Wie Knochen aufgebaut sind

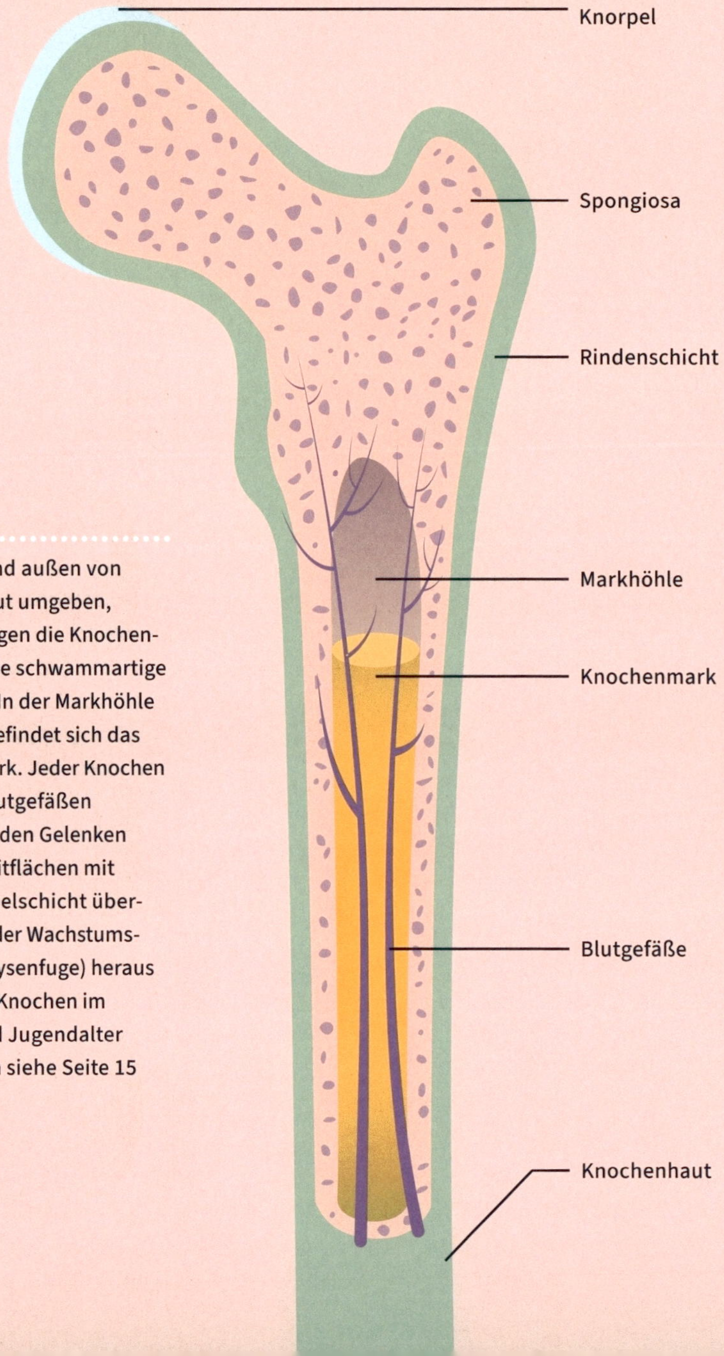

Knochen sind außen von Knochenhaut umgeben, darunter liegen die Knochenrinde und die schwammartige Spongiosa. In der Markhöhle im Innern befindet sich das Knochenmark. Jeder Knochen wird von Blutgefäßen versorgt. In den Gelenken sind die Gleitflächen mit einer Knorpelschicht überzogen. Aus der Wachstumsfuge (Epiphysenfuge) heraus wächst der Knochen im Kindes- und Jugendalter (Illustration siehe Seite 15 oben).

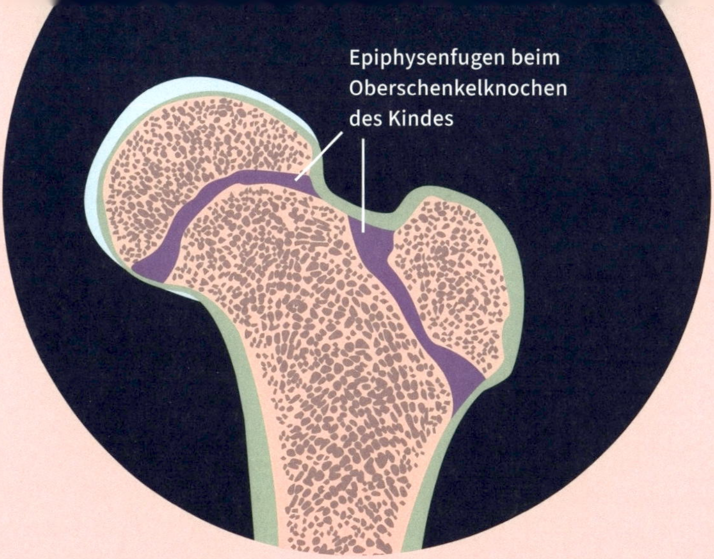

INNERE KNOCHENSTRUKTUR

In den Knochen arbeiten drei verschiedene Zelltypen, organisiert in sogenannten Osteonen. Osteoblasten bauen Knochenmasse auf, Osteoklasten ab. Osteozyten regulieren den Knochenstoffwechsel.

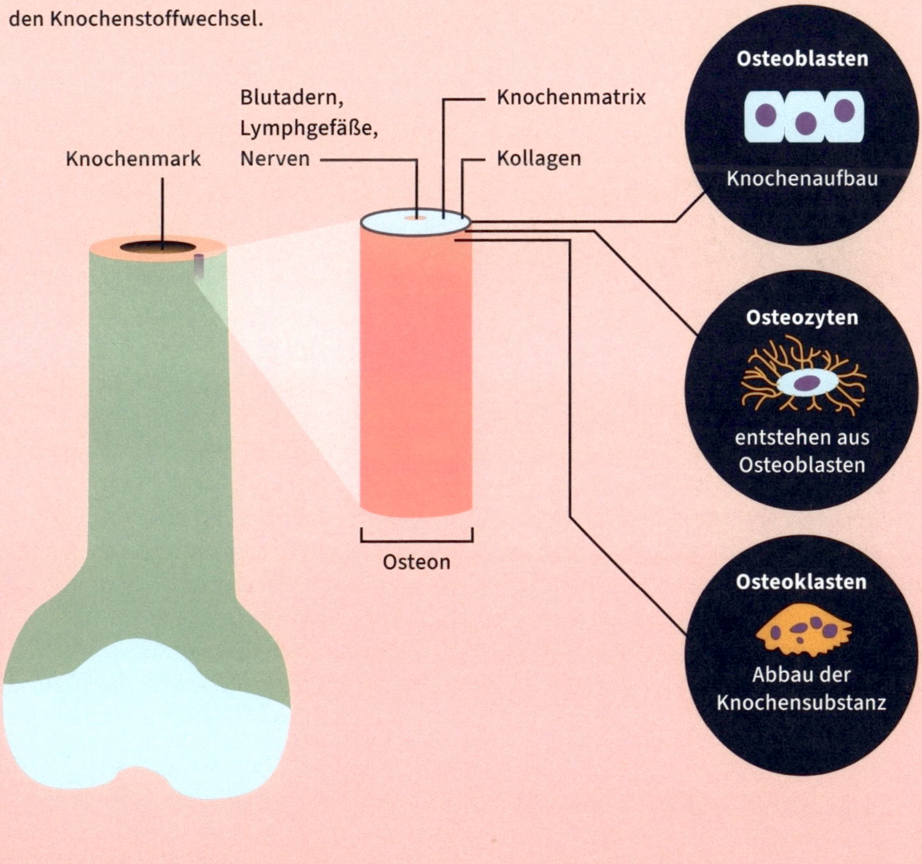

KNOCHEN IM VERGLEICH

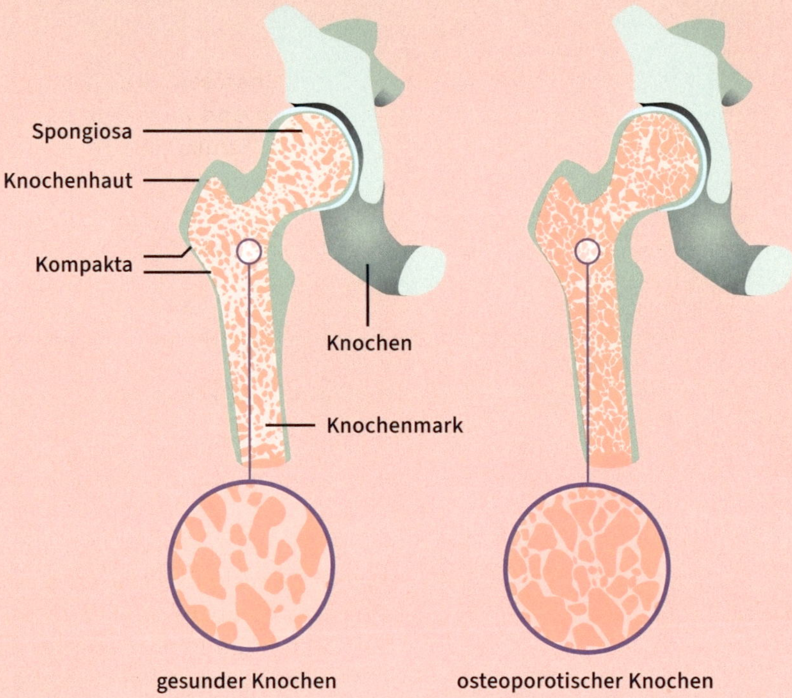

4 Wie verändert sich der Knochen bei Osteoporose?

Besteht eine Osteoporose, ist das dem Knochen deutlich anzusehen. Die Erkrankung schwächt zunächst die Knochensubstanz im Inneren des Knochens, das schwammartige Knochengewebe, die Spongiosa, die von feinen Knochenbälkchen durchzogen ist, den sogenannten Trabekeln. Obwohl diese schwammartige Struktur im Vergleich zur Knochenwand nur wenig zur Knochenmasse beziehungsweise Knochendichte beiträgt, ist sie dennoch wichtig für die Stabilität des Knochens. Zum einen reduziert sie das Gewicht des Knochens, ohne ihn zu schwächen, zum anderen passt sie sich dynamisch an die Statik an und reagiert flexibel auf unterschiedliche Belastungen. Die Hohlräume bieten Platz für das empfindliche Knochenmark und die große Oberfläche ermöglicht einen intensiven Stoffwechsel im Inneren des Knochens. Durch den ständigen Umbau, der innerhalb dieses Systems stattfindet, indem es auf individuelle Belastungen reagiert, sind Osteoblasten und Osteoklasten bei einem gesunden Knochen in der Lage, Mikrofrakturen auszugleichen und zu reparieren. Wird bei einer Osteoporose mehr Knochensubstanz ab- statt aufgebaut, werden die Knochenbälkchen dünner und poröser. Die Hohlräume vergrößern sich und der Knochen verliert insgesamt an Struktur und Stabilität. Der erkrankte Knochen ist damit weniger „dicht" als ein gesunder und dadurch viel anfälliger für Frakturen.

5 Warum erkranken Frauen häufiger als Männer?

Frauen erkranken viel häufiger an Osteoporose als Männer. Ursachen dafür sind die Veränderungen im Hormonhaushalt. Durch die Sexualhormone Östrogen und Testosteron sind die Knochen von Frauen und Männern vor übermäßigem Abbau gut geschützt. In den Wechseljahren sinkt der Östrogenspiegel bei Frauen jedoch drastisch. Das bringt den Zyklus zum Erliegen und den Knochenstoffwechsel durcheinander: Plötzlich überwiegt der Abbau den Aufbau und die Knochen werden brüchig. Östrogenmangel ist die häufigste Ursache von Osteoporose. Bei Männern sinkt der Spiegel des Sexualhormons Testosteron ebenfalls im Laufe des Lebens, aber nicht so stark wie bei Frauen.

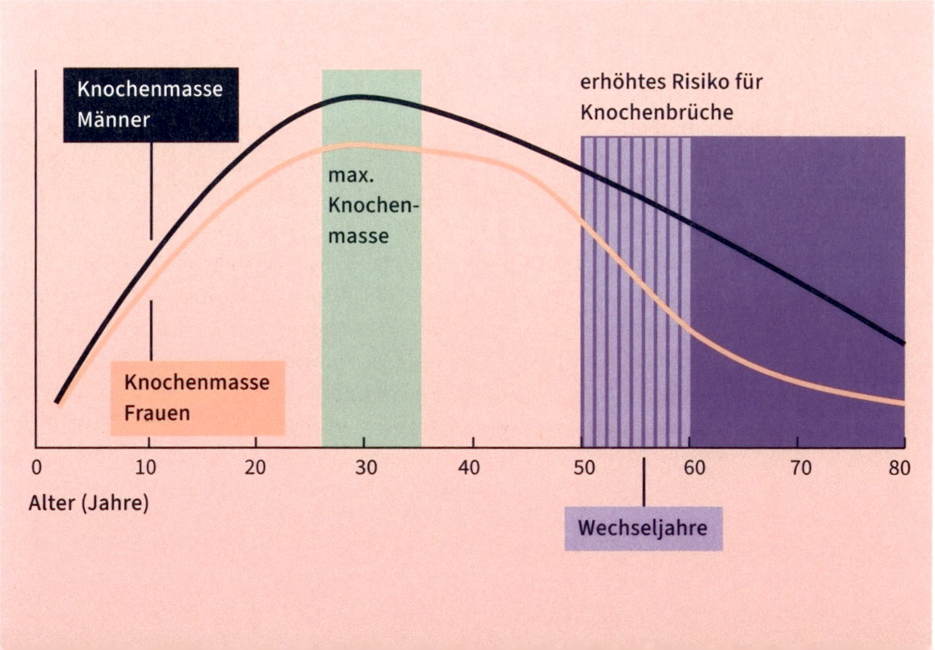

6 Was schwächt die Knochen?

Bewegungsmangel ist für Knochen Gift. Das zeigen Untersuchungen an Astronautinnen und Astronauten. So stellten Wissenschaftler fest, dass bereits wenige Monate Aufenthalt im Weltall ausreichen, um die Knochenstruktur irreparabel zu schädigen und das Skelett um bis zu zehn Jahre vorzeitig altern zu lassen. Der Grund: In der Schwerelosigkeit fehlt die Druck- und Zugbelastung, die Knochen im Alltag auf der Erde erfahren und die ihren Stoffwechsel anregt. Feste Knochen sind im All nicht gefragt – also verschwendet der Körper keine Energie mehr darauf, sie zu stärken. Wer nur auf der Couch sitzt und sein Skelett nicht fordert, gefährdet seine Knochendichte ebenfalls.

Ebenso schaden auch Zigaretten und Alkohol Ihren Knochen. Sie stören die Aufnahme von Kalzium und beeinträchtigen den Vitamin-D-Stoffwechsel, der eine entscheidende Rolle bei der Aufnahme des Mineralstoffs in die Knochen spielt. Zu den Kalziumräubern zählen darüber hinaus viel Coca-Cola, Kaffee, Fast Food, Chips, Limonaden und Salz. Menschen, die an Osteoporose erkrankt sind, müssen zwar nicht ganz darauf verzichten, sollten aber speziell bei diesen Faktoren auf ihre Ernährung achten. Wie, lesen Sie in Kapitel 4 (ab Seite 82).

Eine Langzeitstudie aus den USA zeigt außerdem, dass auch Feinstaub die Knochen schwächen kann. Wer in Gebieten mit erhöhter Feinstaubbelastung lebt, hat demnach ein höheres Risiko, einen auf Osteoporose zurückzuführenden Knochenbruch zu erleiden.

FAKTOREN, DIE DER KNOCHENGESUNDHEIT SCHADEN

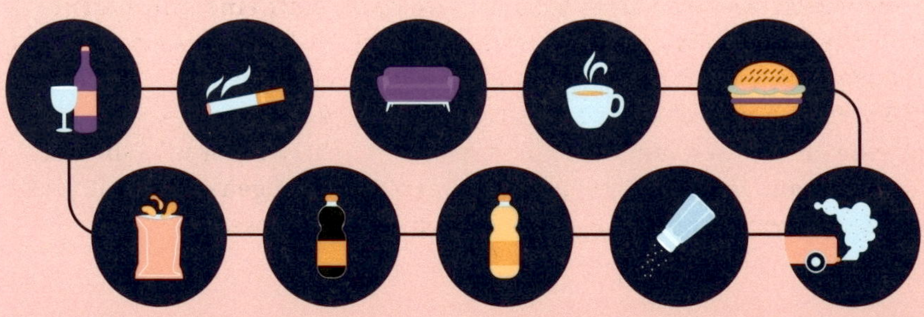

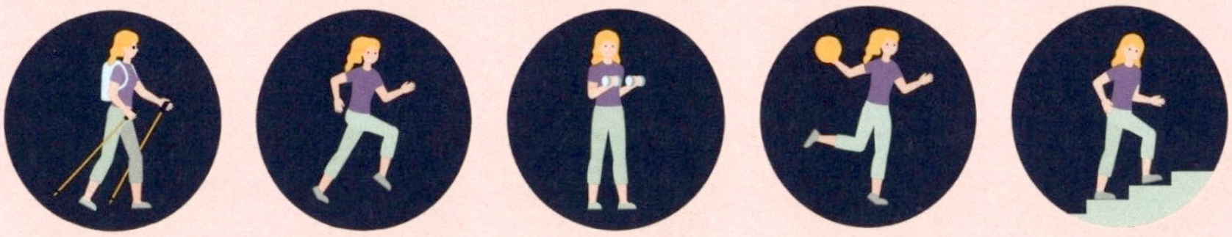

WANDERN JOGGEN KRAFT-TRAINING BALLSPORT TREPPEN-STEIGEN

7 Was stärkt die Knochen?

Der Lebensstil trägt ganz entscheidend zu unserer Knochengesundheit bei – und kann sie negativ wie positiv beeinflussen. Das ist eine gute Nachricht, denn es bedeutet: Jeder kann selbst viel dafür tun, seine Knochen zu schützen und Brüchen besser vorzubeugen.

Regelmäßige Bewegung ist das beste Mittel, um die Knochen zu festigen. Wer etwa bereits in der Kindheit viel Sport getrieben hat, erkrankt Studien zufolge mit geringerer Wahrscheinlichkeit an Osteoporose. Das liegt daran, dass sich Knochen bei körperlicher Belastung immer wieder leicht biegen. Das regt die Osteoblasten an, mehr Knochensubstanz aufzubauen – eine Anpassungsreaktion des Körpers an die Belastung. Gut geeignet sind Sportarten wie Wandern, Joggen, Krafttraining oder Ballsport, sofern Sie nicht sturzgefährdet sind. Auch Treppensteigen fördert die Knochengesundheit.

Durch regelmäßiges Training wird Muskulatur aufgebaut. Sie bietet Osteoporose-Betroffenen einen wichtigen Schutz, denn starke Muskeln und eine gute allgemeine Fitness beugen Stürzen vor und verringern damit indirekt das Risiko für Knochenbrüche.

Wichtig zu wissen ist: Damit der Knochenaufbau durch Bewegung gut funktionieren kann, benötigt der Körper Vitamin D und Kalzium. Menschen mit Osteoporose sollten deshalb darauf achten, beides in ausreichender Menge zu sich zu nehmen. Reicht die normale Ernährung nicht aus, kommen nach Rücksprache mit der Ärztin oder dem Arzt Nahrungsergänzungsmittel zum Einsatz. Mehr dazu erfahren Sie in Kapitel 3 (ab Seite 60).

In Kapitel 4 (ab Seite 82) lesen Sie ausführlicher, was Sie noch tun können, um Ihre Knochen zu stärken. Und das ist zum Glück eine ganze Menge. Denn wenngleich Sie die Diagnose Osteoporose bereits bekommen haben: Um etwas für die Festigkeit Ihrer Knochen zu tun, ist es nie zu spät. Es lohnt sich, auch jetzt noch damit anzufangen – trotz und gerade wegen der Diagnose.

8 Warum stabilisieren Muskeln die Knochen?

Ungefähr bis zum 30. Lebensjahr bauen Menschen Knochensubstanz auf. Danach überwiegt der Abbau und die Knochendichte wird im Laufe des Lebens immer geringer. Bremsen lässt sich der Abbau durch viel Bewegung – und zwar in jedem Lebensalter.
Beim Sport – und auch bei jeder anderen Bewegung – arbeiten unsere Muskeln. Diese sind mit Sehnen an den Knochen befestigt: Nur so sind gezielte Bewegungen überhaupt möglich. Eine gut trainierte Muskulatur bietet den Knochen Führung, schützt vor Stürzen und bewahrt die Gelenke vor Verletzungen. Und das Beste: Während Muskeln arbeiten, schütten sie Botenstoffe aus. Diese sogenannten Myokine zirkulieren während des Sports und danach im Blut und stimulieren den Knochenstoffwechsel, indem sie die knochenaufbauenden Zellen, die Osteoblasten, aktivieren.

9 Lässt sich Osteoporose vorbeugen?

Ja, und zwar bereits im Kindes- und Jugendalter. Die maximale Knochendichte baut der Körper nur bis zum jungen Erwachsenenalter auf. Ziel sollte daher sein, diesen Aufbau bestmöglich zu unterstützen. Wer das schafft, hat dem Knochenabbau im Alter mehr entgegenzusetzen. Liegt die Knochendichte dagegen bereits in der Jugend unter dem Durchschnitt, ist die Gefahr groß, später in den Osteoporose-Bereich abzurutschen.
Um während der Kindheit und Jugend die optimale Knochendichte zu erzielen, ist es wichtig, auf eine ausreichende Zufuhr von Kalzium und Vitamin D zu achten und Sport zu treiben – aber nicht zu übertreiben!
Bei Mädchen ist außerdem das Eintreten der Pubertät entscheidend, denn Sexualhormone schützen vor Knochenabbau. Damit der Hormonstoffwechsel funktionieren und die erste Regelblutung eintreten kann, ist eine gewisse Menge Fettgewebe erforderlich. Mädchen, die an einer Essstörung leiden, schaden ihren Knochen doppelt: einerseits, weil sie

angesichts des Nahrungsmangels wahrscheinlich mit Kalzium unterversorgt sind, andererseits, weil sich aufgrund ihres Untergewichts die Pubertät verzögert. Studien zeigten, dass Frauen, die ihre erste Menstruation erst mit 17 Jahren oder später hatten, im Alter fast doppelt so häufig an Osteoporose erkrankten wie jene, deren erste Regelblutung bereits vor dem 14. Lebensjahr aufgetreten war.

10 Ist Osteoporose das Schicksal jedes älteren Menschen?

Das Älterwerden ist immer auch mit einem Verlust an Knochenmasse verbunden. Das heißt aber nicht, dass die Knochendichte in den späten Lebensjahren unweigerlich in den osteoporotischen Bereich sinken muss. Bei den meisten Menschen passiert das nicht: Von den Frauen über 65 Jahre erkranken immerhin 74 Prozent nicht an Osteoporose. Und von den über 65-jährigen Männern weisen 94,4 Prozent eine gesunde Knochendichte auf. Wer bereits in der Jugend starke Knochen aufgebaut hat und wenig Risikofaktoren mitbringt, muss also im Alter nicht zwangsläufig an Osteoporose erkranken.

Gut zu wissen

Aufgrund des steigenden Durchschnittsalters der Weltbevölkerung schätzt die Weltgesundheitsorganisation (WHO), dass sich die Anzahl der osteoporotischen Knochenbrüche bis 2050 vervierfachen wird.

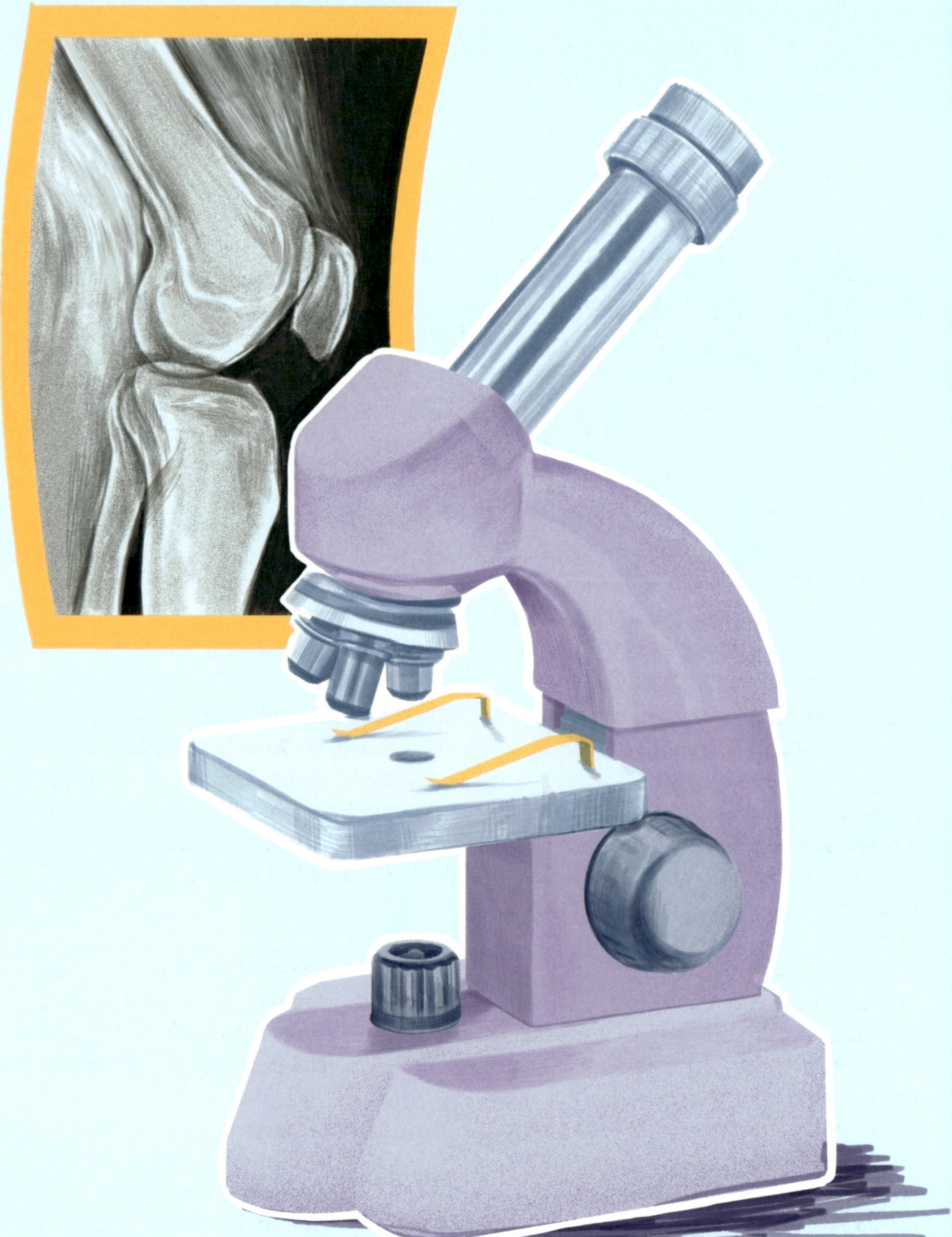

„Zu entdecken, dass der Knochenstoffwechsel eigene Signalwege hat, war der Durchbruch“

Was waren in den vergangenen Jahrzehnten Meilensteine in der Osteoporoseforschung?
PROF. DR. FRANZ JAKOB: Als ich in den 80er-Jahren begann, mich mit Forschung zu beschäftigen, standen die weiblichen Östrogene im Fokus. Wir wussten damals bereits, dass mit Beginn der Wechseljahre Knochensubstanz verloren geht. Und dass eine Hormonersatztherapie mit Östrogenen den Knochenabbau bremsen kann. Doch man stellte fest, dass Östrogene die Knochenbildung zwar beeinflussen, aber nicht allein bewirken können – eine entscheidende Wende, was das Verständnis von der Erkrankung angeht! Vor 20, 25 Jahren wurden dann – beschleunigt auch durch die Erforschung seltener Knochenkrankheiten – die eigenen Signalwege der Knochen entdeckt. Dass diese Kommunikationswege zwischen und innerhalb von Knochenzellen aufgeschlüsselt wurden, war für die Therapie der Osteoporose der Durchbruch.

Inwiefern?
JAKOB: Damit war klar, dass die knochenspezifischen Signalwege den Einsatz neuer Medikamente ermöglichen würden, was später erfolgreich umgesetzt wurde.

Was hat die Osteoporosetherapie noch entscheidend verbessert?
JAKOB: Die Entdeckung des sogenannten RANK-Liganden in den 90er-Jahren war ein weiterer Meilenstein. Dieses Protein

ist an der Bildung der knochenabbauenden Osteoklasten beteiligt. Mit einem Antikörper können wir es heute neutralisieren, was den Knochenabbau nahezu komplett stoppt. Das Medikament gehört zu den Biologika, welche die therapeutischen Möglichkeiten der Medizin seit der Jahrtausendwende gravierend verändert haben.

Gibt es noch weitere Biologika gegen Osteoporose?

JAKOB: Ja, den Sclerostin-Antikörper, sozusagen die neueste Entdeckung. Sclerostin ist ein Eiweiß, das die Knochenbildung hemmt. Der Antikörper gegen diesen Hemmstoff lässt also mehr Knochenneubildung zu. Die Wirkung ist enorm – innerhalb eines Jahres baut der Körper dadurch bis zu 20 Prozent mehr Knochenmasse auf. Nach einem Jahr Behandlung kann sich die Therapie dann wieder auf knochenerhaltende Maßnahmen konzentrieren. Es gibt noch ein weiteres aufbauendes Medikament, das nach dem Vorbild des Parathormon aus den Nebenschilddrüsen (siehe Seite 69) entwickelt wurde. Moderne Medikamente stoppen also entweder den Abbau oder fördern den Aufbau von Knochen, sodass wir zwei Strategien haben.

Wie wurde Osteoporose früher behandelt?

JAKOB: In den 80er- und 90er-Jahren hatten wir nur Bisphosphonate, die zunächst bei Nierenerkrankungen zum Einsatz kamen. Moderne Bisphosphonate hemmen die Osteoklasten, indem sie diese quasi in den Zelltod treiben. So wird der Knochenabbau stark gehemmt. Noch heute haben diese Mittel ihre Berechtigung, da sie bei der Erhaltung des neu gewonnenen Knochens eine wichtige Rolle spielen. Mit den aktuellen hochpotenten Medikamenten jedoch können wir Osteoporose seit einigen Jahren vermehrt individuell therapieren. Den Körper dazu zu bringen, neues Gewebe aufzubauen, indem man die Knochenneubildung stimuliert, hat die Osteologie sozusagen emanzipiert.

Was weiß die Wissenschaft über genetische Ursachen von Osteoporose?

JAKOB: 1994 sorgte eine Studie in der Fachzeitschrift *Nature* für Aufsehen. Darin hieß es, es gebe ein Mastergen, das für die Entstehung von Osteoporose verantwortlich sei. Der Defekt dieses Gens sollte einen Vitamin-D-Rezeptor betreffen und sich so negativ auf den Knochenstoffwechsel auswirken. Es entbrannte ein regelrechter Hype und weltweit gab es heiße Diskussionen. Heute wissen wir, dass Osteoporose zumindest bei Älteren polygenetisch ist, also viele Gene und andere Faktoren eine Rolle spielen. Die Analyse der Gene von Betroffenen unter 50 Jahren zeigte dagegen häufig stoffwechselrelevante Mutationen, teilweise mit Ähnlichkeiten zur sogenannten Glasknochenkrankheit. Je nach Alter der Erkrankten scheint Osteoporose mehr oder weniger genetische Hauptursachen zu haben. Wir raten deshalb jungen Betroffenen zu einer genetischen Untersuchung.

Ein großer Nachteil ist ja, dass Osteoporose meist erst im fortgeschrittenen Lebensalter entdeckt wird.

Gibt es Ideen zur Früherkennung, die wissenschaftlich verfolgt werden?
JAKOB: Ja, die gibt es. Auf klinischer Ebene haben wir inzwischen rund 30 Risikofaktoren ausgemacht. Für die Berechnung entwickelt der Dachverband der Osteologen derzeit einen KI-unterstützten Risikorechner zur Online-Nutzung für Mediziner und Betroffene. Auf der wissenschaftlichen Ebene wird zudem an Biomarkern geforscht, die im Blut von Erkrankten verändert zu finden sind, sogenannten MicroRNAs (miRNA).

Was sind die größten Herausforderungen in der Osteoporose-Forschung?
JAKOB: Genau das, worüber wir gerade sprachen: Frühwarnzeichen zu finden, die für die breite Anwendung bezahlbar sind. Unser Risikorechner wird sehr hilfreich sein. Wer laut dem Rechner ein hohes Osteoporoserisiko hat, kann in Zukunft mit dem Ergebnis in seine Hausarztpraxis gehen, wo bald neue Biomarker im Blut gemessen werden können. Fällt der Test positiv aus, könnten Prävention und Therapie schon viel früher einsetzen als heute.

Werden wir irgendwann in der Lage sein, Osteoporose zu heilen?
JAKOB: Dazu kann ich heute nichts versprechen. Wenn „Heilung" mit der Vermeidung von Knochenbrüchen gleichzusetzen ist, stehen wir mit den verfügbaren Medikamenten auch jetzt schon gut da. Die erwähnten MicroRNAs haben auch therapeutisch viel Potenzial. Die Verabreichung von spezifischen miRNAs oder AntimiRNAs könnten Osteoporose von vornherein verhindern. Die Technologie ist im Aufschwung und wurde durch die Entwicklung der Covid-Impfung regelrecht gepusht. Vielleicht gibt es in zehn Jahren tatsächlich eine Lösung, bei der man von Heilung sprechen könnte. Interessant ist zudem die Forschung an sogenannten Senolytika. Das sind Medikamente, die sich teilweise bereits in der klinischen Testung befinden. Sie sortieren sogenannte seneszente Zellen aus, die aufgrund ihres Alterns im Körper keinen funktionellen Beitrag mehr leisten, aber Nachbarzellen „anstecken" können. Da altersassoziierte Osteoporose auch entsteht, weil Knochenzellen altern und entzündlich verändert werden, könnte das ein guter Ansatz sein. In Versuchen mit Mäusen mit Osteoporose haben Senolytika bereits funktioniert. Wir dürfen also zuversichtlich sein.

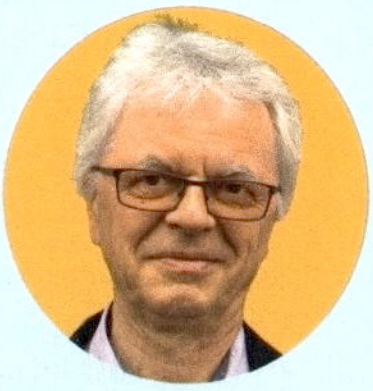

PROF. DR. FRANZ JAKOB
Der Professor für Klinische und Experimentelle Osteologie lehrt und forscht an der Universität Würzburg als Senior-Professor für Regenerationsforschung. Er ist Facharzt für Innere Medizin und Endokrinologie sowie Osteologie.

11 Welche Risikofaktoren gibt es?

Es gibt nicht die eine klare Ursache, die den Knochenschwund ausgelöst hat. Oft hat ein Zusammenspiel mehrerer Gründe zur Osteoporose geführt und auch die Gene spielen eine Rolle. Klar ist aber, dass es Risikofaktoren gibt, die das Entstehen von Osteoporose begünstigen. Manche lassen sich beeinflussen, andere nicht. Viel hängt jedoch mit dem Lebensstil zusammen, lässt sich also sehr wohl steuern. Und das lohnt sich. Denn summieren sich mehrere Risiken, ist die Gefahr zu erkranken umso größer. Auf das Alter, unser Geschlecht – Frauen erkranken häufiger – und unsere Gene haben wir keinen Einfluss. Manchmal verringern auch Medikamente die Knochendichte. Eine Chemo- oder Strahlentherapie bei einer Krebserkrankung etwa schadet den Knochen, muss aber natürlich trotz der Nebenwirkungen sein, um den Krebs zu besiegen. Für andere Mittel, die das Osteoporoserisiko erhöhen, gibt es Alternativen, etwa für die Antibabypille zur Verhütung. Viele Risikofaktoren liegen ganz in unserer Hand: Durch Bewegungsmangel zum Beispiel steigt die Osteoporosegefahr immens. Ebenso durch eine ungesunde Ernährung mit zu wenig Kalzium auf der einen Seite und zu vielen „Kalziumräubern“ auf der anderen Seite (siehe Seite 88). Steht dem Körper nicht genügend Vitamin D zur Verfügung, steigt das Osteoporoserisiko ebenfalls. Untergewicht gilt bei Frauen als Risikofaktor, weil es den Hormonhaushalt beeinträchtigt. Und dann sind da noch Nikotin und Alkohol: Wer raucht, verdoppelt sein Risiko, an Osteoporose zu erkranken. Und schon ein halber Liter Bier täglich oder ein Viertelliter Wein schadet den Knochen.

Gut zu wissen

Viele Risikofaktoren können wir selbst beeinflussen. Wer regelmäßig Sport treibt, sich gesund ernährt, ein normales Gewicht hält, nicht raucht und wenig Alkohol trinkt, verringert sein Osteoporoserisiko deutlich.

12 Wie berechnet man sein Normalgewicht?

Untergewicht gilt als wichtiger Risikofaktor für Osteoporose. Kennen Sie Ihren Body-Mass-Index (BMI)? Anhand dieses Wertes können Sie prüfen, ob Sie normalgewichtig sind: Teilen Sie einfach Ihr Körpergewicht in Kilogramm durch Ihre Körpergröße in Metern zum Quadrat.

BEISPIEL: Eine 1,70 Meter große Person wiegt 65 Kilogramm. Ihr BMI beträgt 22,49. So wird der BMI berechnet:
65 kg : 1,70 m² = 65 : 2,89 = 22,49

Ein Wert unter 20 gilt als Risikofaktor für Osteoporose. Ein Wert größer als 25 steht für Übergewicht. Doch Vorsicht vor falschen Schlüssen: Dass Untergewicht die Osteoporosegefahr erhöht, heißt umgekehrt nicht, dass Übergewicht das Risiko verringert. Versuchen Sie also nicht, Ihre Knochendichte durch Zunehmen zu verbessern, wenn Sie normalgewichtig sind. Das kann den Gelenken schaden und fördert bei bestehender Osteoporose das Risiko einer sichtbaren Wirbelsäulenverkrümmung. Nur wenn Sie lediglich leichtes Übergewicht (BMI 26–28) und keine weiteren Erkrankungen wie Bluthochdruck haben, kann das für die Knochen von Vorteil sein (siehe Seite 89).

13 Begleiterkrankungen und Medikamente: Wie hoch ist Ihr Sturzrisiko?

Im Alter zu stürzen, ist besonders unglücklich. Ein Sturz bei Osteoporose ist noch schlimmer – kann er doch aufgrund der erhöhten Knochenbruchgefahr fatale Folgen haben. Manchmal erhöhen auch Begleiterkrankungen die Sturzgefahr. Arthrose oder rheumatische Arthritis zum Beispiel führen aufgrund der Schmerzen und Bewegungseinschränkung häufig zu einem unsicheren Gang. Auch Gleichgewichtsprobleme, Schwindel, Kraftlosigkeit oder eine Sehschwäche können die Gefahr hinzufallen stark erhöhen. Manche Medikamente, etwa Blutdrucksenker, gehen oft mit Schwächegefühlen und Schwindel einher, was ebenfalls zu Stürzen führen kann. Es gibt einige Tests, mit denen Sie Ihr Sturzrisiko selbst bestimmen können (siehe Umschlagklappe vorne).

14 Ab wann ist ein Arztbesuch empfehlenswert?

Oft stellt sich Osteoporose zufällig heraus: wenn etwa bei einem harmlosen Malheur ein Knochen bricht. Oder wenn der Oberkörper aus einem anderen Grund geröntgt wird und bisher unerkannte Wirbelbrüche zeigt. Um vorzubeugen, ist es dann zu spät – und das ist das Tückische an Osteoporose. Sie kann seit Jahren bestehen und sich schleichend und ohne spürbare Anzeichen verschlimmern.

Flächendeckende Vorsorgeuntersuchungen zur Früherkennung, deren Kosten von den Krankenkassen übernommen werden, gibt es leider noch nicht (siehe Interview Seite 25). Weniger als ein Viertel der Osteoporosefälle wird rechtzeitig erkannt. Meist geht bis zur Diagnose wertvolle Zeit verloren, in der sich Ihre Knochen hätten stärken lassen, um den Verlauf der Erkrankung zu bremsen. Es lohnt sich daher, bei einem Verdacht oder vielen Risikofaktoren (siehe Seite 26) schon im mittleren Alter eine Arztpraxis aufzusuchen. Auch wenn Sie Medikamente einnehmen, welche die Knochendichte beeinträchtigen können, sollten Sie das Thema Osteoporose in Ihrer Hausarztpraxis ansprechen. Das Gleiche gilt bei anhaltenden Rückenschmerzen, einem Größenverlust von mehr als vier Zentimetern innerhalb eines Jahres und einer Verringerung des Rippen-Becken-Abstands auf unter zwei Finger Breite.

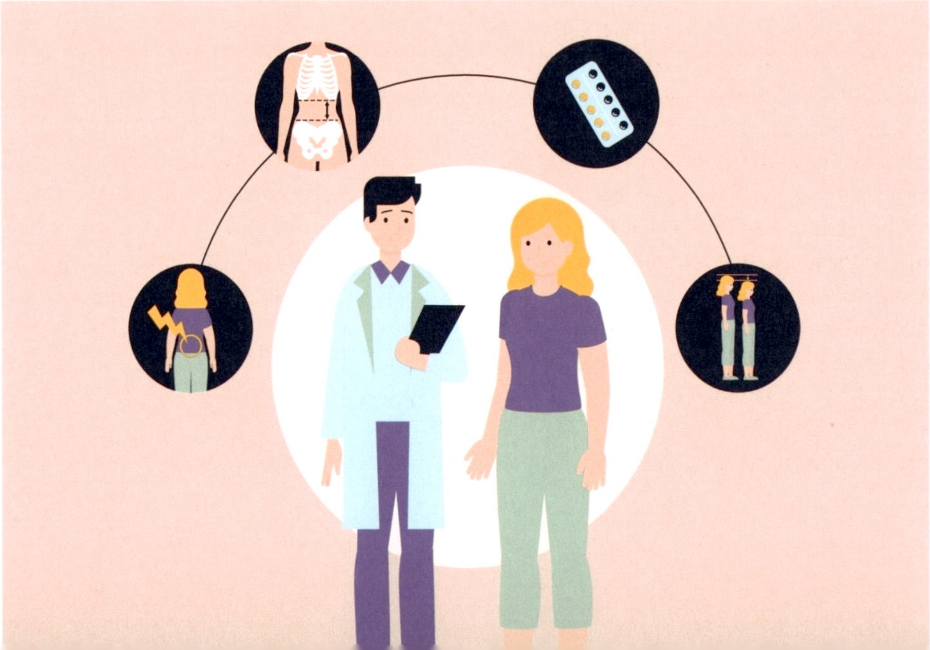

15 Welcher Arzt ist für mich zuständig?

Haben Sie selbst den Verdacht, dass Sie an Osteoporose leiden könnten, sollten Sie dies zunächst mit Ihrer Hausärztin oder Ihrem Hausarzt besprechen. Ist die Diagnose bereits erfolgt, sind Sie in einer Praxis für Osteologie gut aufgehoben.

Häufig haben sich Orthopädinnen und Orthopäden oder Endokrinologinnen und Endokrinologen auf Osteoporose spezialisiert. Zögern Sie den Arztbesuch nicht hinaus, denn je früher Osteoporose behandelt wird, desto besser.

16 Wie kommt der Arzt Osteoporose auf die Spur?

Wie bei jedem Arztbesuch steht die Anamnese, das Gespräch, an erster Stelle. Es geht darin um Ihre Vorgeschichte, Risikofaktoren und bestehende Befunde. Erhärtet sich der Verdacht auf eine Osteoporoseerkrankung, ist die Knochendichtemessung entscheidend (siehe Seite 30). Zeigt sie einen zu niedrigen T-Score, können weitere Untersuchungen nötig sein: Blut- und Urinproben werden im Labor auf sogenannte Knochenumbaumarker und andere Erkrankungen hin untersucht, die sich auf die Knochen auswirken. Das können eine Schilddrüsenüberfunktion, Diabetes oder, in seltenen Fällen, eine Krebserkrankung sein. Auch der Vitamin-D-Spiegel lässt sich im Blut bestimmen. Manchmal prüfen Ärztinnen und Ärzte die Nierenfunktion, weil diese für bestimmte Osteoporosemedikamente wichtig ist. Selten ordnen sie eine Biopsie an, bei der eine Gewebeprobe aus dem Knochen entnommen wird.

Gut zu wissen

Die Messung des Vitamin-D-Spiegels im Blut bezahlen die meisten Krankenkassen nicht. Die Untersuchung kostet etwa 30 Euro.

Der T-Score

Beim DXA-Verfahren zur Knochendichtemessung wird mithilfe eines speziellen Röntgenverfahrens gemessen, wie stark die Knochendichte („bone mineral density“ oder „BMD“) von der Knochendichte gesunder junger Erwachsener abweicht. Die Knochendichte wird in Gramm pro Quadratzentimeter und als sogenannter T-Wert angegeben. Entscheidend für die spätere Diagnose der Ärztin oder des Arztes ist der niedrigste Wert, den die Messung ergibt. So sieht das Ergebnis einer Knochendichtemessung per DXA-Verfahren aus:

Knochendichtemessung Ap-Wirbelsäule L1–L4 (Ap = anterior-posterior)

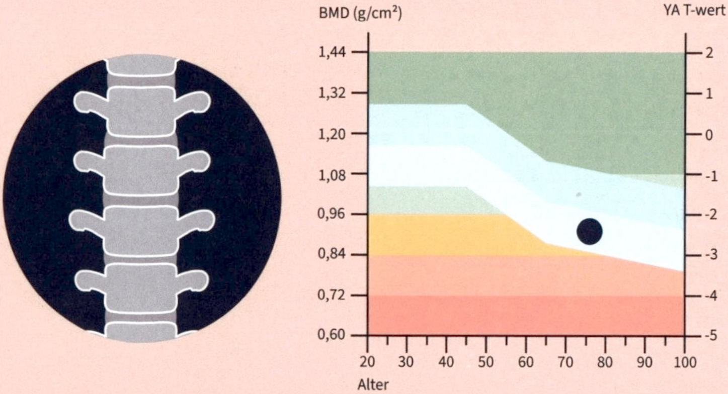

Knochendichtemessung linker Schenkelhals

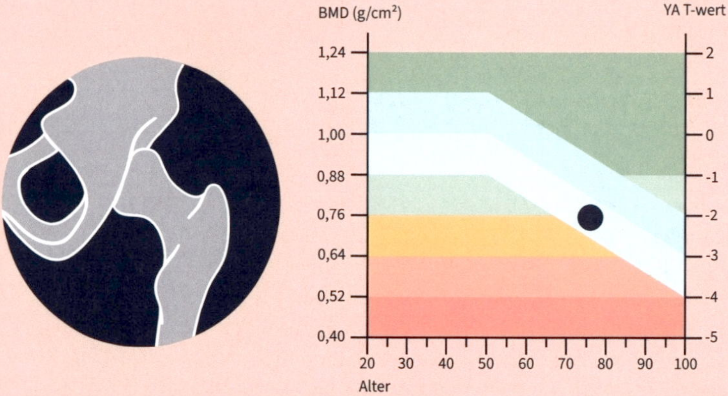

Die Ampelfarben stellen die verschiedenen Bereiche der Knochendichte dar: Grün steht für eine gesunde, Gelb für eine verminderte Knochendichte und Rot für Osteoporose. Die absteigenden Linien zeigen, wie sich die Knochendichte im Laufe des Lebens normalerweise entwickelt. Der Punkt zeigt den aktuell gemessenen Wert in der Lendenwirbelsäule (oben) und im Oberschenkelhals (unten).

WIE INTERPRETIERT MAN DEN T-WERT RICHTIG?

Der T-Score oder T-Wert zeigt an, wie stark die gemessene Knochendichte von der eines gesunden jungen Erwachsenen nach unten abweicht. Deshalb ist der Wert auch mit einem Minuszeichen versehen. Das bedeuten die Zahlen:

- **T-Score über –1**
  Die Knochendichte ist gesund und normal, es besteht kein Grund zur Sorge.
- **T-Score zwischen –1 und –2,5**
  Die Knochendichte ist, verglichen mit der eines gesunden Menschen, messbar vermindert. Dadurch ist das Risiko eines Knochenbruchs vergrößert. Ärztinnen und Ärzte sprechen im gelben Bereich von einer „Osteopenie“, einer Vorstufe von Osteoporose.
- **T-Score kleiner als –2,5**
  Hier liegt eine behandlungsbedürftige Osteoporose vor.

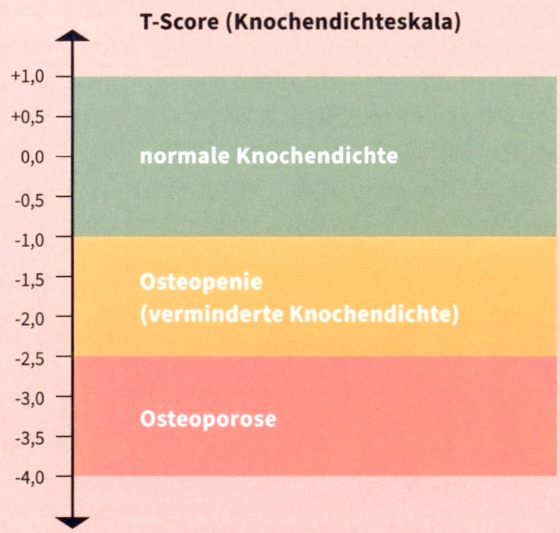

Gut zu wissen

Sie müssen für die DXA-Messung nichts vorbereiten: Die Untersuchung dauert nur wenige Minuten und ist völlig schmerzfrei. Die Ergebnisse stehen in der Regel sofort zur Verfügung und werden mit einer Radiologin oder einem Radiologen vor Ort kurz besprochen. Wie es weitergeht, entscheidet sich anschließend bei einem erneuten Termin in der überweisenden Praxis.

17 Wie aussagekräftig sind die Laborwerte?

Vitamin-D-Mangel ist mit ein Grund für Osteoporose und eine Extra-Zufuhr meist ein wichtiger Baustein in der Therapie. Um ausreichend Vitamin D zuzuführen und gefährliche Überdosen zu vermeiden, ist es sinnvoll, den Spiegel des Hormons vorher zu bestimmen. Den Kalziumspiegel im Blut zu messen, ist dagegen nicht nötig und kann sogar irreführend sein: Er befindet sich meist im „grünen Bereich". Das sagt aber nichts aus, da ein konstanter Kalziumspiegel im Blut überlebenswichtig ist und der Körper alles dafür tut.

18 Die Knochendichtemessung: Welche Verfahren gibt es?

Der mineralische Gehalt der Knochensubstanz sagt aus, wie dicht und fest ein Knochen ist. Entsprechend lässt die Knochendichte Rückschlüsse zu, ob eine Osteoporose vorliegt oder nicht. Sie zu messen, ist die wichtigste Säule in der Diagnostik. In der Fachsprache heißt diese Knochendichtemessung „Osteodensitometrie". „Osteo" bedeutet „Knochen", „Densitas" steht für „Dichte" und die Endung „-metrie" kommt vom altgriechischen „Maßstab". Es gibt drei Möglichkeiten, die Knochendichte zu messen:

Das gebräuchlichste Verfahren heißt DXA, eine Abkürzung für den englischen Begriff „Dual Energy X-Ray Absorptiometry". Es handelt sich um ein spezielles Röntgenverfahren mit geringer Strahlenbelastung, das weltweit Standard ist. Gezielt wird dabei die Knochendichte im Oberschenkelhals und in den Wirbelkörpern gemessen. Denn dort werden die Knochen bei Osteoporose besonders schnell porös. Die Untersuchung dauert nur wenige Minuten und ist völlig schmerzfrei: Die Person liegt in Rückenlage bequem auf einer Liege, während das Gerät verschiedene Aufnahmen macht. Die Menge der Röntgenstrahlung, die den Knochen durchdringt, ergibt den T-Wert oder T-Score (siehe Seite 30).

Eine Alternative zur DXA-Messung ist die Quantitative Computertomographie (QCT) – allerdings keine gute: Die

Strahlenbelastung ist höher und die Messergebnisse sind weniger zuverlässig als beim DXA-Verfahren.

Mittels Quantitativem Ultraschall (QUS) lässt sich der Zustand der Knochen ebenfalls grob beurteilen, und zwar ganz ohne Strahlenbelastung. Gut geeignet ist die Methode zurzeit dennoch nicht, da die Technik noch nicht ganz ausgereift ist und die Ergebnisse ungenau sind.

Gut zu wissen

Besprechen Sie am besten vorher mit Ihrer Hausarztpraxis und Ihrer Krankenkasse, ob die Kosten für Ihre DXA-Messung übernommen werden.

19 Wann zahlt die Kasse, wann muss ich selbst zahlen?

Eigentlich spricht vieles dafür, dass die gesetzlichen Krankenkassen die Kosten für die Knochendichtemessung übernehmen sollten: Im Alter sinkt die Knochendichte bei jedem Menschen und jedes Jahr erkranken rund 885.000 Personen neu an Osteoporose. Hinzu kommt, dass die Krankheit, früh erkannt, einfacher und damit günstiger zu behandeln ist als eine fortgeschrittene Osteoporose, die bereits komplizierte Knochenbrüche verursacht hat oder starke Medikamente erfordert. Das DXA-Verfahren ist der Goldstandard zur Knochendichtemessung, sogar die Weltgesundheitsorganisation (WHO) empfiehlt es. Trotz alledem übernehmen die gesetzlichen Krankenkassen die Kosten für die T-Score-Messung meist nicht. Erst seit einer Gesetzesänderung im Jahr 2013 hat sich die Situation verbessert: Bestätigt die überweisende Hausarztpraxis, dass eine Behandlungsabsicht mit Medikamenten besteht, muss die Krankenversicherung die DXA-Messung bezahlen. Es muss also bereits ein konkreter Verdacht bestehen, entweder aufgrund von Risikofaktoren oder verdächtig vielen Knochenbrüchen. Oder auch, weil eine andere Erkrankung besteht, durch die sich eine sekundäre Osteoporose entwickelt haben könnte. Ohne eine ärztliche Behandlungsabsicht wird die Messung als „individuelle Gesundheitsleistung“ (IGeL) abgerechnet und kostet je nach Region 50 bis 60 Euro. Selbst wenn danach Osteoporose diagnostiziert wird, die Untersuchung also berechtigt war, übernehmen viele Krankenkassen die Kosten auch im Nachhinein nicht.

Bei diesen Vorerkrankungen steigt das Risiko

Ist die Knochendichte aufgrund einer anderen Erkrankung gesunken, sprechen Fachleute von „sekundärer Osteoporose". Folgende Erkrankungen erhöhen das Risiko:

DIABETES, TYP 1 UND 2

Die „Zuckerkrankheit" kann über Jahre den Knochenabbau beschleunigen. Ist der Diabetes medikamentös gut eingestellt und bewegen sich Betroffene regelmäßig, ist die Gefahr jedoch geringer.

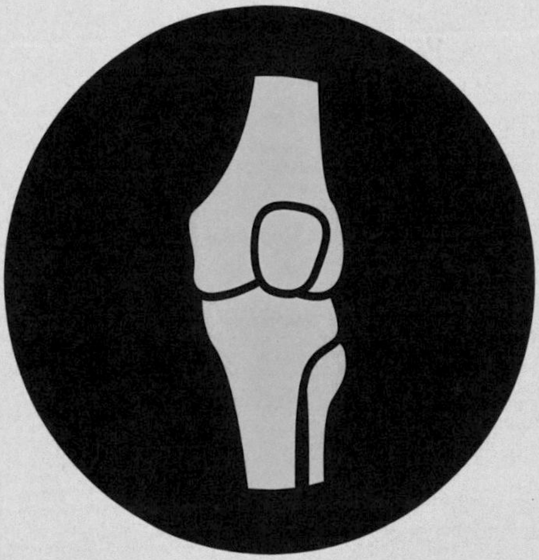

RHEUMATOIDE ARTHRITIS

Ständige Entzündungen in Gelenken greifen die Knochen an. Zudem beschleunigt die Therapie mit Glukokortikoiden den Knochenabbau.

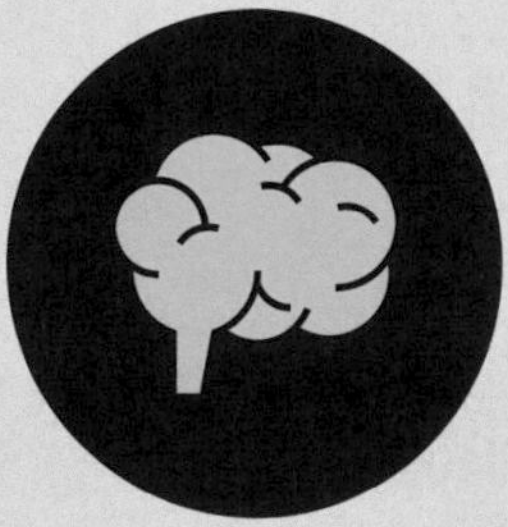

EPILEPSIE

Die Krankheit selbst schadet dem Knochen nicht, wohl aber die Medikamente, die dagegen eingenommen werden.

MAGERSUCHT

Essstörungen, bei denen Betroffene zu wenig essen, bergen die Gefahr, dass der Körper nicht ausreichend mit Nährstoffen wie Kalzium versorgt wird. Bei Frauen stört Untergewicht zudem den Hormonhaushalt, sodass die schützende Wirkung des Östrogens verloren geht.

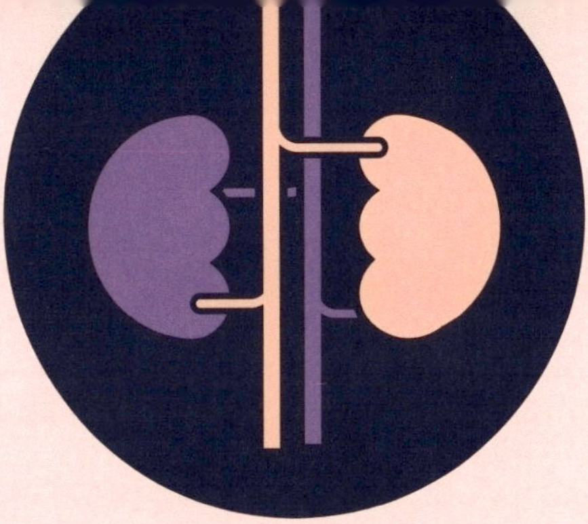

NIERENINSUFFIZIENZ
Funktionieren die Nieren nicht richtig, steigt auch die Knochenbruchgefahr, weil Hormon- und Knochenstoffwechsel durcheinandergeraten.

SCHILDDRÜSENÜBERFUNKTION
Zirkulieren zu viele Schilddrüsenhormone im Blut, beschleunigt das den Knochenstoffwechsel, insbesondere den Abbau. Die Therapie mit sogenannten Thyreostatika kann das Risiko senken.

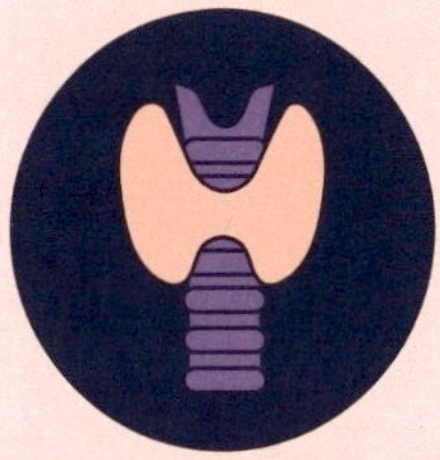

CED
Bei chronisch-entzündlichen Darmerkrankungen ist die Nährstoffaufnahme gestört, was oft die Aufnahme von Kalzium und Vitamin D aus dem Darm beeinträchtigt.

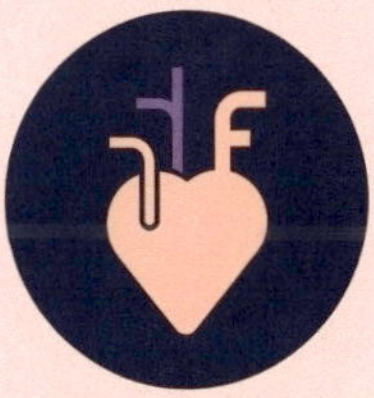

CUSHING-SYNDROM
Die Erkrankung geht mit einem erhöhten Cortisolspiegel einher, was den Knochenabbau fördert.

HERZINSUFFIZIENZ
Eine Herzschwäche geht oft mit einer Osteoporose einher und umgekehrt. Die Zusammenhänge sind noch unklar.

LEBERERKRANKUNGEN
Funktioniert die Leber nicht, wie sie soll, beeinträchtigt das den gesamten Stoffwechsel, auch den für die Knochen wichtigen Vitamin-D-Stoffwechsel.

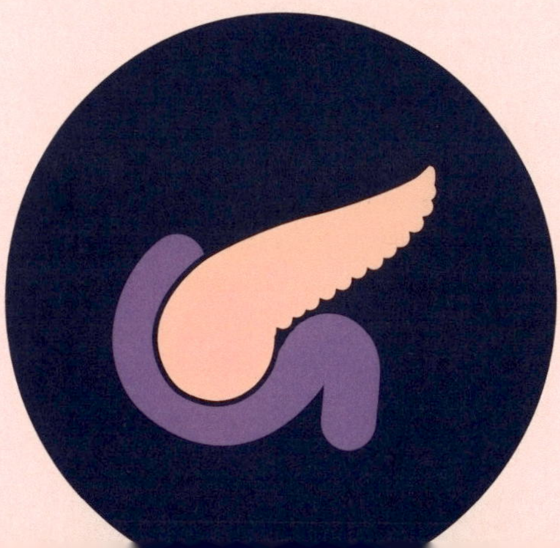

20 Welche Medikamente können das Risiko ebenfalls erhöhen?

Manchmal sind Medikamente der Grund für eine Osteoporose, die aufgrund einer anderen Erkrankung eingenommen werden müssen, jedoch in den Knochenstoffwechsel eingreifen. Daher ist es wichtig, das Neben- und Wechselwirkungsprofil aller einzunehmenden Mittel zu kennen und drohende Knochenschäden durch vorbeugende Maßnahmen rechtzeitig zu verhindern. Besprechen Sie mit Ihrer Hausärztin oder dem Hausarzt, ob es Alternativen gibt und wie man die Knochengesundheit sichern kann. Auch in Fachpraxen, etwa für Rheumatologie oder Osteologie, weiß man Rat. Folgende Medikamente sind häufig der Grund für Osteoporose:

- **Kortison:** Eine Therapie mit Steroidhormonen beziehungsweise Glukokortikoiden kommt etwa bei rheumatischen Erkrankungen zum Einsatz. Vor allem zu Beginn der Behandlung wird vermehrt Knochenmasse abgebaut und gleichzeitig die Funktion der Osteoblasten gehemmt.

- **Antikoagulanzien:** „Blutverdünner", die zu den Gegenspielern von Vitamin K gehören, können den Knochenabbau beschleunigen, weil Vitamin K eine wichtige Rolle beim Aufbau von Knochensubstanz spielt. Auch eine langfristige Anwendung von Heparin zur Gerinnungshemmung ist für die Knochen nicht gesund.

- **Antidepressiva:** Sogenannte Serotonin-Wiederaufnahmehemmer verringern den Mineralgehalt der Knochen und erhöhen so die Frakturgefahr. Das hängt vermutlich damit zusammen, dass der Botenstoff Serotonin ebenfalls den Knochenstoffwechsel beeinflusst.

- **Krebsmedikamente:** Eine Chemo- oder Strahlentherapie schädigt die Knochen. Zudem fördern sogenannte Zytostatika den Knochenabbau.

- **Schilddrüsenhormone:** Das Schilddrüsenhormon T3 regt den Stoffwechsel an. Gefährlich für die Knochen wird es nur bei längerfristiger Überdosierung.

- **Antiepileptika:** Manche Mittel gegen Epilepsie bringen den Knochenstoffwechsel so durcheinander, dass bei einer Langzeitanwendung die Knochendichte sinkt. Vermutlich wirken die Medikamente ungünstig auf Enzyme des Vitamin-D-Stoffwechsels.

- **Protonenpumpenhemmer (PPI):** Wer länger als drei Monate Mittel gegen Sodbrennen nimmt, erhöht sein Frakturrisiko. Ein kurzfristiger Gebrauch dagegen schadet den Knochen nicht.

- **Medikamente gegen HIV:** HIV-positive Menschen, die Medikamente gegen das Virus nehmen, haben ein gering erhöhtes Osteoporoserisiko.
- **Antibabypille:** Vor allem bei langfristiger Einnahme stehen manche „Pillen" im Verdacht, die Knochendichte negativ zu beeinflussen.

21 Auf dem Weg zur Osteoporose: Was ist eine Osteopenie?

Es handelt sich dabei um eine Vorstufe der Osteoporose: die sogenannte Osteopenie. „Osteo" steht wieder für „Knochen", die Endung „-penie" bedeutet in der Medizinersprache „zu wenig". Die Frakturgefahr ist bei einer Osteopenie, verglichen mit ganz gesunden Knochen, leicht erhöht, aber noch nicht so groß wie bei einer Osteoporose (siehe hierzu auch Seite 30/31).

22 Sind Frühformen der Osteoporose noch umkehrbar?

Sie erinnern sich sicher: Die maximale Knochendichte erreichen wir bis zum 30. Lebensjahr, danach geht es stetig bergab. Wer also bereits im mittleren Alter eine Osteopenie hat, wird mit großer Wahrscheinlichkeit im Laufe des weiteren Lebens in den Osteoporose-Bereich rutschen. Das muss aber nicht immer passieren!

Denn wenn Osteopenie etwas Gutes hat, dann das: Wer um seine unterdurchschnittliche Knochenfestigkeit weiß, kann vergleichsweise früh etwas unternehmen und den Knochenaufbau bestmöglich fördern. Eine richtig hohe Knochendichte wird man bei Osteopenie wahrscheinlich nicht mehr erreichen. Es ist jedoch möglich, die Situation zu stabilisieren, ohne Osteoporose zu bekommen: mit viel Bewegung sowie ausreichend Vitamin D und Kalzium.

OSTEOPOROSE-QUIZ

Testen Sie Ihr Wissen!

Jetzt haben Sie schon eine ganze Menge über Osteoporose erfahren. Doch können Sie sich noch an alles erinnern? Testen Sie Ihr Wissen mit unserem kleinen Quiz.

1 **Wer hat die meisten Knochen?**

- (a) Frauen in den Wechseljahren
- (b) Babys direkt nach der Geburt
- (c) Sehr alte Menschen

2 **Welche Knochen sind die kleinsten?**

- (a) Der kleine Zeh
- (b) Hammer, Amboss und Steigbügel
- (c) Die untersten Rippen

3 **Was schwächt die Knochen?**

- (a) Seilspringen am Morgen
- (b) Brokkoli zum Mittagessen
- (c) Zu viel Coca-Cola

4 **Wann kann man Osteoporose vorbeugen?**

- (a) Am besten schon in Kindheit und Jugend
- (b) Vor allem nachts im Schlaf
- (c) Erst in den Wechseljahren

5 **Was ist der T-Score?**

- (a) Ein neuer Bluttest auf Osteoporose
- (b) Ein Test, der das Sturzrisiko analysiert
- (c) Ein Maß für die Knochendichte

AUFLÖSUNG:

1 (b) ist richtig:
Babys haben mehr Knochen als Erwachsene – direkt nach der Geburt sind es über 300, während Erwachsene nur etwa 206 haben. Das liegt daran, dass manche Knochen, etwa die des Schädels, erst später zusammenwachsen.

2 (b) ist richtig:
Die kleinsten Knochen des Menschen sind die drei Gehörknöchelchen im Mittelohr, „Hammer", „Amboss" und „Steigbügel" genannt. Unser größter Knochen ist der Oberschenkelknochen.

3 (c) ist richtig:
Cola zählt zu den „Kalziumräubern" unter den Lebensmitteln, weil das enthaltene Phosphat den Knochenstoffwechsel negativ beeinflusst. Bei täglichem Colakonsum sinkt nachweislich die Knochendichte. Brokkoli ist kalziumreich und daher gut für die Knochen, ebenso wie Bewegung.

4 (a) ist richtig:
Wenn wir es schaffen, im Laufe des Erwachsenwerdens die maximal mögliche Knochendichte aufzubauen, verringert dies das Risiko, später an Osteoporose zu erkranken.

5 (c) ist richtig:
Mittels T-Score lässt sich die Knochendichte bestimmen. Liegt sie bei –2,5 oder schlechter, also zweieinhalb Standardabweichungen unterhalb des statistischen Mittelwerts gesunder Gleichaltriger, besteht eine Osteoporose. Bei einem T-Score zwischen –1,0 und –2,5 spricht man von Osteopenie, einer Vorstufe.

Notizen

Der erste Reichtum ist Gesundheit.

RALPH WALDO EMERSON

2

Osteoporose – und jetzt?

Die ersten Schritte nach der Diagnose

In diesem Kapitel lesen Sie, wie es nun weitergeht. Sie erfahren, welche Symptome Ihre Osteoporose verursachen kann, welche Knochen bei Betroffenen häufig brechen und wie Sie das wirksam verhindern können. Ein Experte informiert Sie zudem über Rehamaßnahmen und nützliche Hilfsmittel.

1 Diagnose Osteoporose: Mit welchen Risiken muss ich jetzt rechnen?

Je nachdem, wie weit Ihre Osteoporose fortgeschritten ist, kann es zu verschiedenen Komplikationen kommen. Eine verringerte Knochendichte bedeutet, dass die Knochen weniger stabil sind und daher schneller brechen.

Vielleicht haben Sie den ersten Knochenbruch schon hinter sich und dadurch erst von Ihrer Erkrankung erfahren. Vielleicht sind Sie bisher auch verschont geblieben, wissen aber bereits, dass das Risiko eines Bruchs bei Ihnen hoch ist. Wann auch immer es dazu kommt: Jede Fraktur ist schmerzhaft und schränkt die Lebensqualität erheblich ein – es dauert schließlich mehrere Wochen, bis ein Knochen neu zusammengewachsen ist. Bis dahin ist vieles im Alltag erschwert. Zudem schwinden die Muskeln an der ruhig gestellten Extremität und müssen später mühsam wieder aufgebaut werden.

Ist die Osteoporose bereits fortgeschritten, kann es außerdem zu Veränderungen an der Wirbelsäule kommen, die vor allem bei älteren Menschen Behinderung und Pflegebedürftigkeit zur Folge haben können. Möglicherweise haben Sie bei betagteren Damen schon einmal den sogenannten Witwenbuckel gesehen, einen ausgeprägten Rundrücken. Dieser ist eine Folge von Osteoporose, die sogar zu Atemproblemen und Sodbrennen führen kann, weil durch die eingesunkene Haltung der Brustraum verkleinert ist. Chronische Schmerzen sowie Schlaf- und Verdauungsstörungen, die psychische Probleme verursachen können, gelten ebenfalls als langfristige Folgeerscheinungen von Osteoporose.

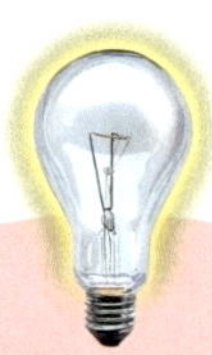

Gut zu wissen

Nicht den Mut verlieren! Es muss nicht immer zum Witwenbuckel kommen. Je früher Osteoporose behandelt wird, desto besser ist die Prognose. Heute gibt es gute Möglichkeiten, das Fortschreiten der Erkrankung zu bremsen (siehe Kapitel 3 ab Seite 60).

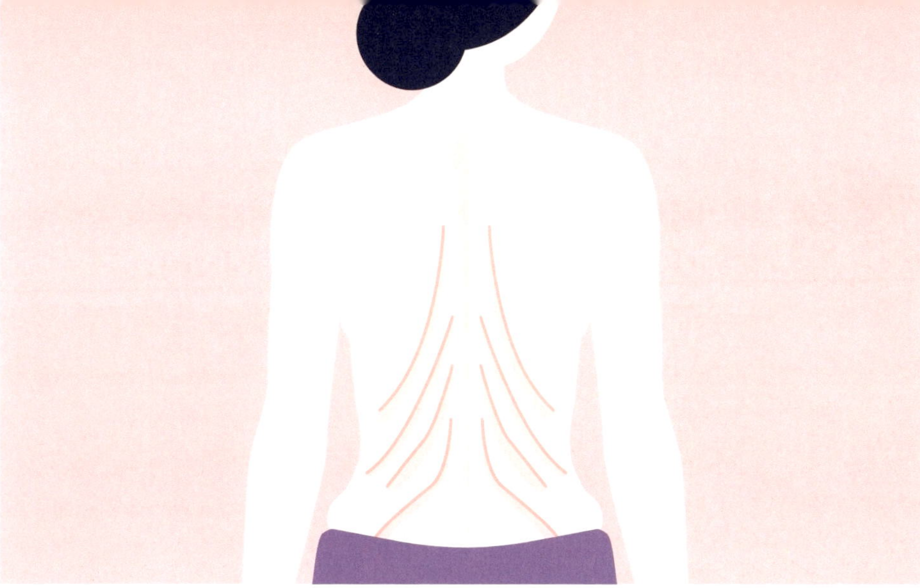

2 Still oder schmerzhaft – wie äußert sich die Knochenkrankheit?

Anfangs bereitet Osteoporose keinerlei Schmerzen. Das ist gut, doch zugleich sehr tückisch: Niemand merkt zunächst, wenn seine Knochendichte sinkt und das Skelett über die Jahre immer poröser wird. Der Prozess wäre messbar – mittels einer sogenannten T-Score-Messung (siehe Seite 30). Doch wer geht schon ohne Symptome zum Arzt und lässt auf eigene Kosten die Knochendichte messen?

Es ist schier unmöglich, das Anfangsstadium der Erkrankung selbst zu bemerken. Bei den allermeisten Betroffenen wird Osteoporose leider erst entdeckt, wenn die Knochenstruktur bereits deutlich verschlechtert ist. Oft ist ein Knochenbruch das erste spürbare Symptom, etwa wenn bei einem Sturz das Handgelenk oder der Oberschenkelhals bricht. Gar nicht so selten bleiben aber sogar Knochenbrüche unbemerkt. Vor allem die typischen Frakturen der Wirbelkörper bereiten vielen Betroffenen zunächst keine gravierenden Schmerzen. Oder sie bemerken zwar Rückenbeschwerden, halten diese aber für einen Hexenschuss und nehmen sie nicht ernst. Doch auch plötzliche Rückenschmerzen oder ein anhaltendes Schwächegefühl im Rücken können Warnzeichen sein: Verformt sich aufgrund von Wirbelkörperbrüchen die Wirbelsäule, werden die Rückenmuskeln wegen der gekrümmten Haltung falsch belastet und verspannen schmerzhaft. Verdächtig ist auch das „Tannenbaumphänomen“, bei dem die Haut von der Rückenmitte ausgehend zu beiden Seiten schräge Falten nach unten bildet.

3 Warum sollten Osteoporose-Erkrankte Knochenbrüche vermeiden?

Knochenbrüche sind immer unglücklich. Doch gerade bei Osteoporose ist es wichtig, sie zu vermeiden. Einerseits ist jede Fraktur mit großen Schmerzen verbunden. Weil es in der Regel sechs Wochen dauert, bis ein Bruch verheilt ist, und der Knochen in dieser Zeit ruhig gestellt werden muss, ist die Lebensqualität in der Heilungsphase erheblich eingeschränkt: Wer sich etwa das Handgelenk gebrochen hat, wird Schwierigkeiten haben, den Haushalt zu führen. Nach einem Oberschenkelhalsbruch sind Betroffene oft wochenlang bettlägerig und nicht selten beginnt mit der Hüftfraktur eine langjährige Pflegebedürftigkeit.

Doch auch nach weniger komplizierten Brüchen ist die Beweglichkeit länger beeinträchtigt, wodurch Betroffene zu Hause vielleicht auf Hilfe angewiesen sind oder sogar erneut stürzen. Der Bewegungsmangel schwächt die übrigen Knochen weiter, hinzu kommt der Verlust an Muskelmasse: Muskulatur, die aufgrund der Ruhigstellung nicht aktiv ist, baut der Körper innerhalb von zwei Wochen ab. Sie wieder aufzubauen erfordert monatelanges diszipliniertes Training. Vielleicht ist nach einer Fraktur sogar eine Reha angezeigt oder regelmäßige Physiotherapie.

Ist ein Knochenbruch so kompliziert, dass er operiert werden muss, kann es bei dem Eingriff zu Komplikationen kommen – möglicherweise auch, weil Implantate zur Fixierung des Knochens kaum Halt finden. Nicht zuletzt sollten Menschen mit Osteoporose Brüchen vorbeugen, weil ihre Knochen schlechter wieder zusammenwachsen als bei Gesunden. Und auch, weil mit jeder Fraktur das Risiko eines erneuten Bruchs steigt.

4 Schon passiert? Warum Sie jetzt trotzdem nicht resignieren sollten

Ist es bereits zu einem Knochenbruch gekommen, sollten Sie den Mut nicht verlieren. Sie hätten nicht ahnen können, dass Ihre Knochen im Laufe der Zeit so porös geworden sind. Jetzt gilt es, das Positive an der Diagnose zu sehen, wenngleich Ihnen das sicher nicht leichtfällt: Es ist gut, dass nun klar ist, dass Sie Osteoporose haben. Denn nur mit einer Diagnose kann die Behandlung starten. Ohne diese Diagnose wäre Ihre Knochendichte unaufhaltsam und unbemerkt weiter gesunken, ohne dass Sie etwas dagegen unternommen hätten. Jetzt können Sie endlich etwas tun.

Erholen Sie sich von Ihrem Knochenbruch und kommen Sie wieder auf die Beine. Und dann lassen Sie Ihre Osteoporose von Expertinnen und Experten behandeln. Es gibt heute eine ganze Reihe guter Medikamente, die den Knochenabbau aufhalten und den Knochenaufbau fördern. Und auch Sie selbst können eine ganze Menge für Ihre Knochengesundheit tun. Welche modernen Therapien Osteoporose heute wirksam bremsen und wie Sie selbst für stärkere Knochen sorgen können, lesen Sie in den Kapiteln 3 (ab Seite 60) und 4 (ab Seite 82).

Apropos lesen: Allein, dass Sie dieses Buch in Händen halten beweist, dass Sie nicht resignieren. Es zeigt, dass Sie bereit sind, sich gründlich über Ihre Erkrankung zu informieren. Das ist äußerst wichtig und bereits ein großer Schritt in die richtige Richtung. Denn nur wer Bescheid weiß, kann die Mechanismen hinter dem Knochenschwund verstehen und lernen, gut mit der Erkrankung umzugehen.

Wenngleich die Diagnose vermutlich ein Schock für Sie war: Versuchen Sie dankbar zu sein. Dankbar dafür, dass Sie von nun an einiges unternehmen können, um einen weiteren Verlust von Knochenmasse zu verhindern.

5 Steigt nach einer Fraktur das Risiko für einen weiteren Knochenbruch?

Die Wahrscheinlichkeit, dass es bei einem an Osteoporose Erkrankten bei einem Knochenbruch bleibt, ist – um es ehrlich zu sagen – leider gering. Zahlen dazu gibt es viele: Nahezu jede zweite Person wird laut der Internationalen Osteoporose Stiftung nach einer osteoporotischen Fraktur eine weitere erleiden.

Ist aufgrund von Osteoporose bereits der erste Knochen gebrochen, steigt das Risiko, innerhalb eines Jahres erneut einen Bruch zu erleiden, um das Vier- bis Fünffache an. Die Wahrscheinlichkeit, sich etwas zu brechen, verdoppelt sich, wenn die Osteoporose nicht behandelt wird. Und eine von vier Frauen mit einer Wirbelkörperfraktur wird Studien zufolge innerhalb eines Jahres erneut einen Knochenbruch erleiden. Das Risiko für einen dritten Bruch steigt nach dem zweiten sogar um das Siebeneinhalbfache an.

Besser stehen die Chancen, wenn die Osteoporose so früh wie möglich optimal behandelt wird.

Gibt es typische Knochenbruchstellen bei Osteoporose?

Manche Knochen sind anfälliger für Frakturen. Warum das so ist, zeigt diese Übersicht:

HÄUFIGE BRUCHSTELLEN

Grundsätzlich sinkt die Knochendichte bei Osteoporose im gesamten Skelett, sodass ganz allgemein die Frakturgefahr steigt. Das Risiko steigt mit dem Alter bei beiden Geschlechtern, wobei es ab den Wechseljahren besonders Frauen trifft. Es gibt aber Knochen, die bei Erkrankten besonders häufig brechen:

1 **Handgelenk:** Reflexartig versuchen wir alle, einen Sturz mit den Händen abzufangen. Der Bruch des Handgelenks gehört daher zu den häufigsten Brüchen überhaupt, auch bei Kindern und Menschen, die keine Knochenkrankheit haben. Bei Osteoporose ist die Frakturgefahr an dieser Stelle besonders groß und oft der erste krankheitsbedingte Knochenbruch. Nicht selten verschiebt sich der Knochen und muss bei einer Operation gerichtet und fixiert werden.

2 **Oberarm:** Wenn die fallende Person versucht, sich mit dem ausgestreckten Arm abzufangen, kommt es oft zu einer Stauchungsfraktur.

3 **Wirbelkörper:** Das Einsinken der Wirbelkörper verursacht langfristig ein typisches Symptom der fortgeschrittenen Osteoporose – den „Witwenbuckel", einen zunehmenden Rundrücken (siehe Seite 49). Zumindest am Anfang werden die Brüche in der Wirbelsäule von den Betroffenen oft gar nicht bemerkt.

4 **Becken:** Es bricht bei fortgeschrittener Osteoporose schon nach Stolperstürzen oder sogar in Form einer sogenannten Ermüdungsfraktur, also ohne vorherigen Unfall.

5 **Hüfte/Oberschenkelhals:** Eine Fraktur des Oberschenkelhalses im Hüftgelenk ist bei alten Menschen der wohl häufigste Knochenbruch nach einem Sturz – und oft der Grund für dauerhafte Pflegebedürftigkeit.

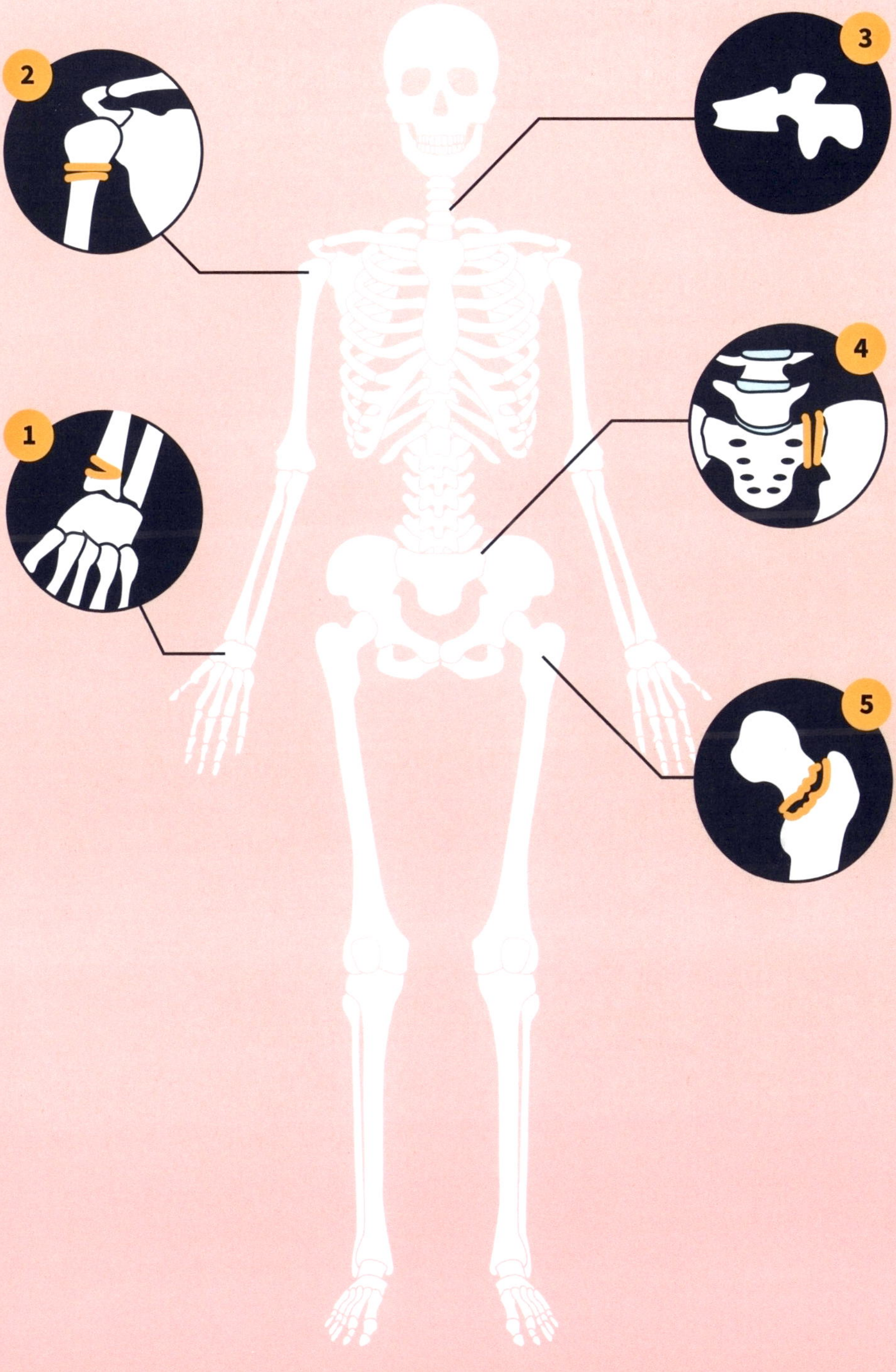
2
3
1
4
5

WIRBELBRÜCHE DURCH OSTEOPOROSE

Die 32 bis 34 Wirbelkörper (siehe Seite 125) eines Menschen, die alle zusammen die Wirbelsäule bilden, sind bei Osteoporose klassische Bruchstellen. Oft brechen Vorderwand, Grund- und Deckenplatte der Brustwirbelsäule ein.

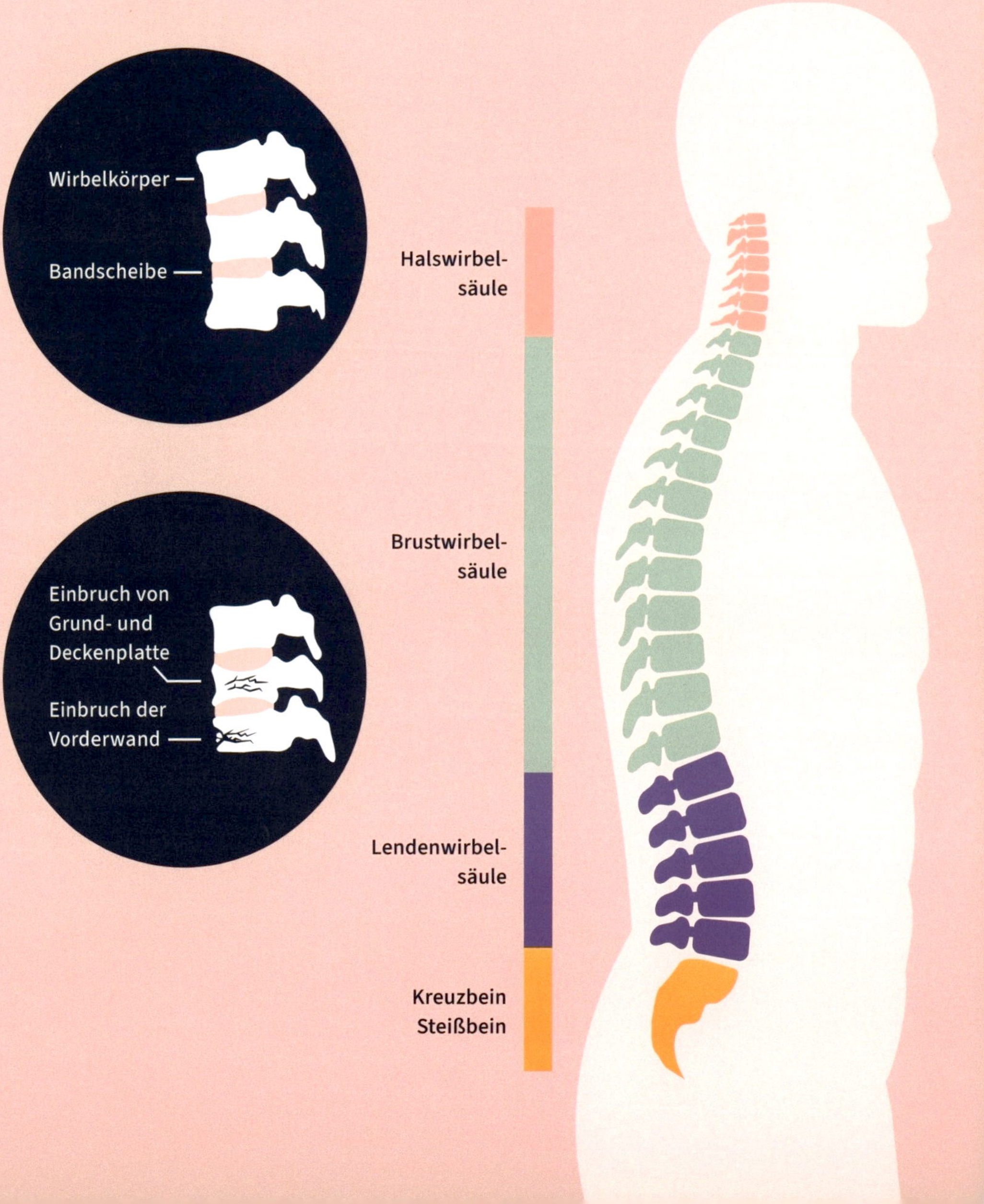

SO VERÄNDERT SICH DIE KÖRPERHALTUNG

Frakturen der Wirbelkörper führen im Verlauf der Erkrankung zu einem zunehmenden Rundrücken, im Volksmund „Witwenbuckel“ genannt.

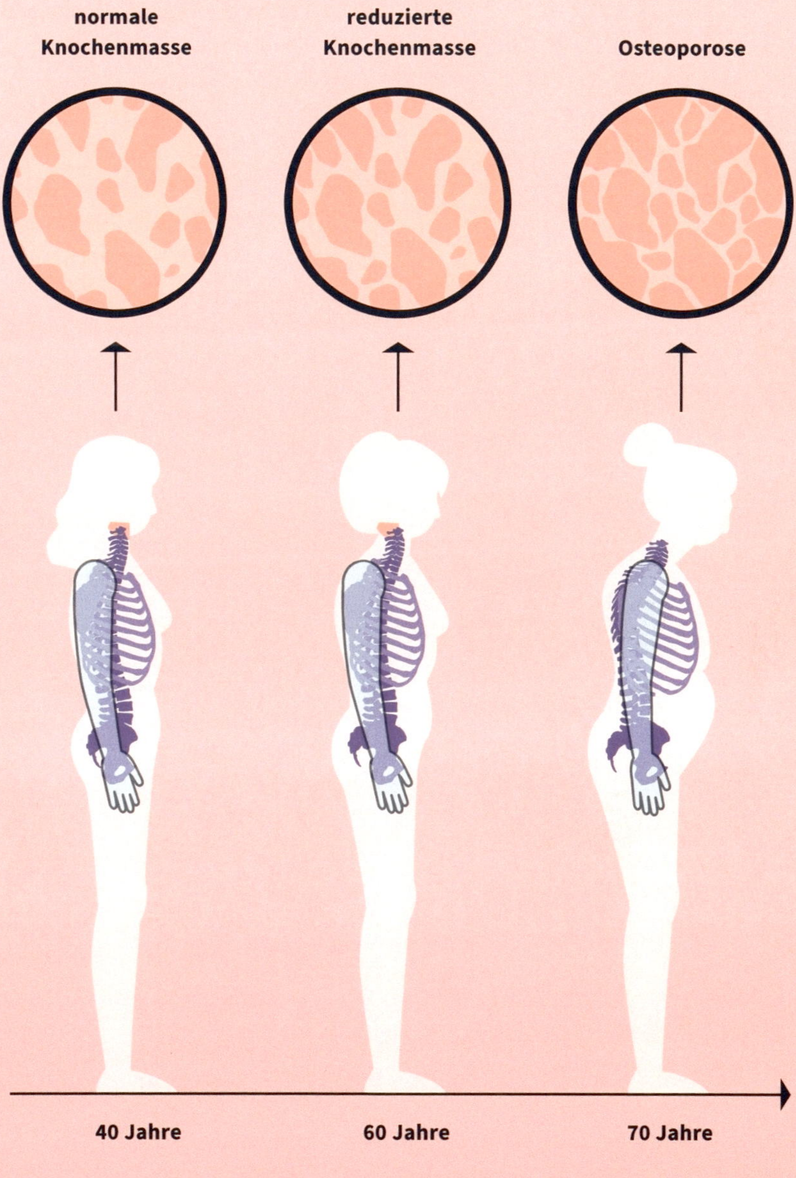

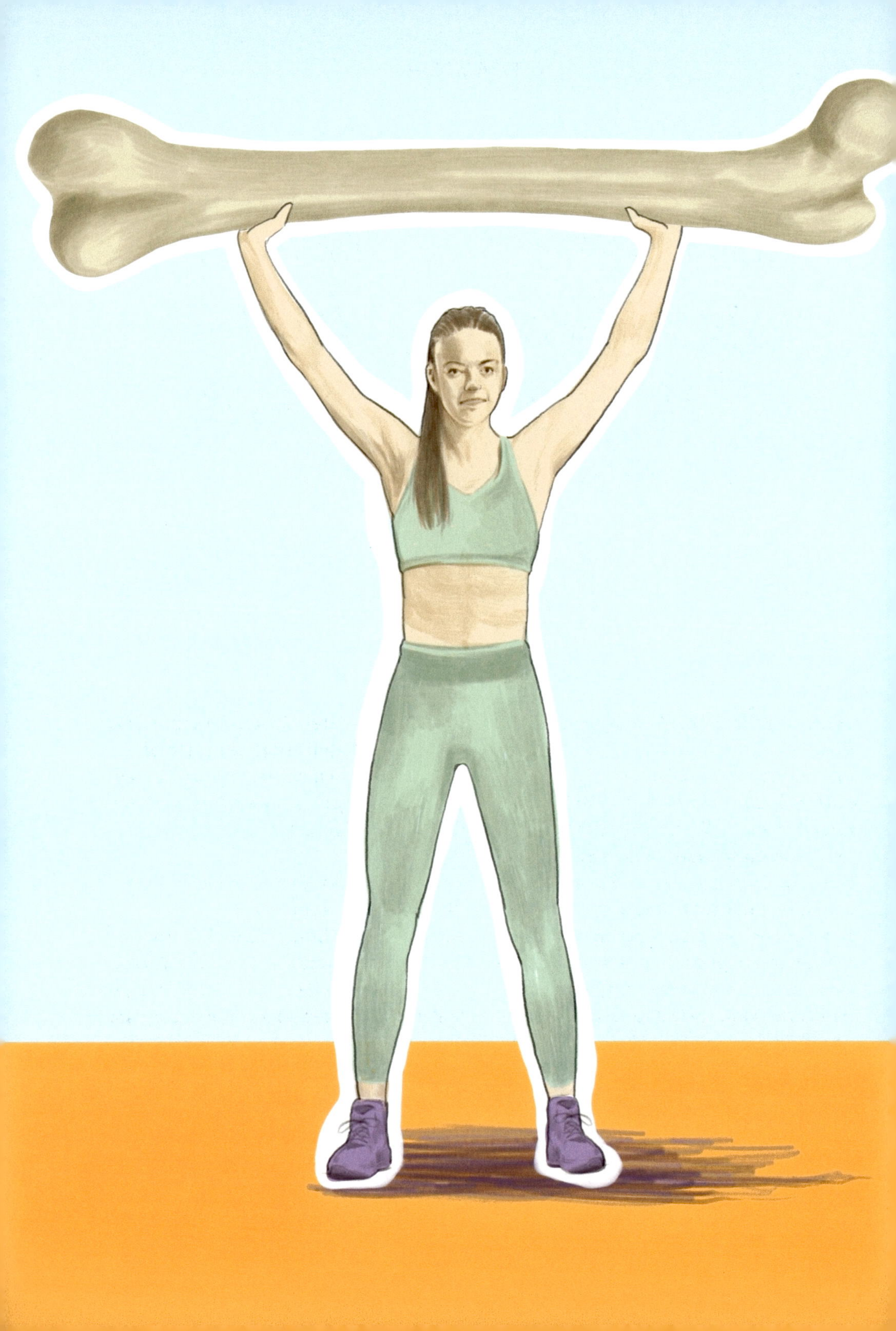

„Es kann sich lohnen, gegen einen abgelehnten Antrag Widerspruch einzulegen"

Steht Menschen mit Osteoporose eine Reha zu?

PD DR. STEPHAN SCHARLA: Ja, aber es kommt immer auf die jeweiligen Symptome an. Sind aufgrund der Osteoporose bereits Folgeschäden wie Wirbelfrakturen, Rückenschmerzen oder ein Oberschenkelhalsbruch aufgetreten, steht Betroffenen auf jeden Fall eine Reha zu. Auch nach Operationen, etwa dem Einsatz eines künstlichen Hüftgelenks, haben frisch Operierte Anspruch auf eine sogenannte Anschluss-Heilbehandlung, die wie eine Reha drei Wochen dauert. Etwas anders sieht es aus, wenn jemand zwar eine diagnostizierte Osteoporose hat, aber abgesehen von einer zu niedrigen Knochendichte noch keine Symptome oder akuten Beschwerden. Dann wird eine Rehabilitationsmaßnahme wahrscheinlich nicht genehmigt werden. Es hängt aber auch immer davon ab, wer der Kostenträger ist.

Wer übernimmt denn normalerweise die Kosten für eine Reha?

SCHARLA: Es gibt den Spruch „Reha vor Rente". Das bedeutet, dass eine Person eine Reha machen sollte, bevor eine frühzeitige Verrentung droht – also, um die Arbeitsfähigkeit zu erhalten. Bestehen gute Chancen, dass die beantragte Rehamaßnahme vor Arbeitsunfähigkeit und Verrentung bewahrt, übernimmt die Rentenversicherung die Kosten. Bei Älteren, die nicht mehr berufstätig sind, ist es manchmal etwas komplizierter. Ihnen droht durch die Krankheit keine Arbeitsunfähigkeit, aber vielleicht der Verlust der Selbstständigkeit im Alltag und damit Pflegebedürftigkeit. In so einem Fall übernimmt die Krankenkasse die Kosten für die Rehabilitationsmaßnahme, das heißt dann „Reha vor Pflege". Damit eine Reha überhaupt genehmigt wird, müssen jedoch vorher alle ambulanten Maßnahmen ausgeschöpft sein und keinen ausreichenden Erfolg hinsichtlich Mobilität und Selbstständigkeit erzielt haben.

Welche ambulanten Maßnahmen können sich Menschen mit Osteoporose verschreiben lassen?

SCHARLA: Wir Ärzte können Rehabilitationssport oder Funktionstraining verordnen, auch „Reha-Sport" genannt. Mit der Verordnung dürfen Patienten ein Jahr lang einmal pro Woche an Gruppensport teilnehmen, der speziell auf Menschen mit Osteoporose ausgerichtet ist. Zugelassene Träger organisieren das Training, etwa die Deutsche Rheuma-Liga, Physiotherapiepraxen oder Sportvereine. Die Teilnehmenden müssen nur einen kleinen Eigenanteil bezahlen. Ich glaube, diese Möglichkeit wird noch viel zu wenig genutzt. Dabei sind diese Sporteinheiten optimal für alle, die noch keine schweren Symptome haben, aber vorbeugend von einer Bewegungstherapie profitieren.

Wie steht es um Krankengymnastik?

SCHARLA: Die ist bei Osteoporose sehr sinnvoll, ich verordne sie meinen Patientinnen und Patienten oft. Sie hilft etwa, wenn Körperhaltung und Rückenmuskulatur bereits schlechter geworden sind und sich ein Rundrücken anbahnt, der sogenannte Witwenbuckel. Ich verschreibe entweder Physiotherapie oder stelle ein Rezept aus für „Krankengymnastik am Gerät". Damit trainieren Betroffene an Geräten in der Physiotherapiepraxis – ähnlich wie in einem Fitnessstudio, aber unter Aufsicht eines fachkundigen Therapeuten. Wer gelernt hat, welche Übungen zum Muskelaufbau geeignet sind, kann anschließend in einem normalen Fitnessstudio auf eigene Faust weitertrainieren.

Wer sich für Physiotherapie oder Krankengymnastik am Gerät interessiert, kann also einfach in seiner Arztpraxis um ein Rezept bitten?

SCHARLA: Genau, alle Hausärztinnen und Hausärzte können Krankengymnastik verordnen, aber auch die Facharztpraxen. Ebenso wie den Antrag auf eine Reha-Maßnahme. Die Verordnung von Heilmitteln wie Krankengymnastik ist allerdings bei gesetzlich Versicherten budgetiert und somit begrenzt.

Was, wenn dieser Reha-Antrag abgelehnt wird?

SCHARLA: Sofern Symptome bestehen, die eine Reha rechtfertigen, sollte man Widerspruch einlegen. Zuerst genügt ein formloser Einspruch, am besten untermauert von einer ärztlichen Bescheinigung. Das ist wenig Aufwand und kann durchaus Erfolg haben. Bei einer erneuten Ablehnung wird es komplizierter. Dann müsste man mit anwaltlicher Unterstützung oder dem Sozialgericht kommen, was viele Patienten scheuen.

Vor allem, wenn sie keine Rechtsschutzversicherung haben.

Was sind typische Therapiemaßnahmen, wenn eine Reha bei Osteoporose genehmigt wird?

SCHARLA: Ein guter Muskel macht gute Knochen, daher ist Muskelaufbautraining ein wichtiger Bestandteil des Reha-Programms. Neben Physiotherapie und Krafttraining an Geräten steht Schmerztherapie auf dem Plan, sowohl mit Medikamenten als auch mit passiven Maßnahmen wie Massagen, Elektrotherapie, Magnetfeldtherapie oder Wärmeanwendungen. Hinzu kommt eine allgemeine Gesundheitsberatung, bei der über eine knochenfreundliche Ernährung gesprochen wird. Die Rehabilitanden bekommen außerdem Tipps, wie sie Stolperfallen zu Hause vermeiden und was sie noch zur Sturzprophylaxe tun können. Etwa Nachtlichter mit Bewegungssensor in die Steckdose stecken, die sich beim nächtlichen Gang zur Toilette allein einschalten, oder Anti-Rutsch-Matten in der Dusche auslegen. Gleichgewichtsübungen stehen ebenfalls auf dem Programm. In der Regel dauert so eine Reha drei Wochen, sofern kein Antrag auf Verlängerung gestellt wird. Mittlerweile gibt es auch ambulante Reha-Angebote: Das Training findet tagsüber statt und die Patientinnen und Patienten übernachten zu Hause.

Haben Menschen mit Osteoporose ein Anrecht auf Hilfsmittel, die den Alltag erleichtern?

SCHARLA: Ja, es gilt, genauso wie für andere orthopädische Erkrankungen, die Hilfsmittelverordnung mit dem Hilfsmittelkatalog. Ich verschreibe Betroffenen zum Beispiel Rückenorthesen, die nach Wirbelfrakturen den Rücken aufrichten und stützen. Es gibt auch Hüftprotektoren mit Kunststoffschalen an den Seiten, die bei einem Sturz vor einem Oberschenkelhalsbruch schützen. Und wenn die Betroffenen nicht mehr so mobil sind, bieten Rollatoren oder Gehstöcke Unterstützung.

Die Krankenkassen übernehmen aber immer nur einen Teil der Kosten, es ist auf jeden Fall ein Eigenanteil zu leisten, oder?

SCHARLA: Ja, es sei denn, die Patientin oder der Patient ist von Zuzahlungen befreit.

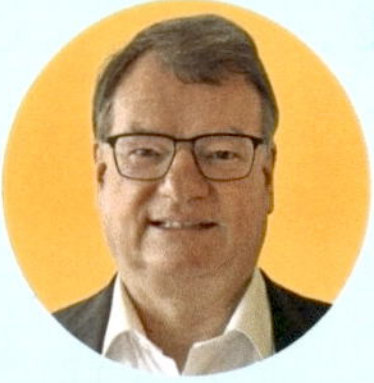

PD DR. STEPHAN SCHARLA
Der Facharzt für Innere Medizin, Endokrinologie und Diabetologie war in einer Rehaklinik tätig. Heute behandelt er Osteoporose in seiner Praxis in Bad Reichenhall. Er engagiert sich im Dachverband osteologischer Fachgesellschaften und im Beirat der Osteologie-Akademie.

Wie kann ich Stürze zu Hause vermeiden?

Am besten sind Stürze, wenn sie gar nicht erst passieren. Vor allem bei Osteoporose. Wer erkrankt ist, sollte daher die Wohnung oder das Haus auf Stolperfallen überprüfen und für mehr Sicherheit sorgen. Der Osteoporose Selbsthilfegruppen Dachverband und der Bundesselbsthilfeverband für Osteoporose empfehlen folgende Maßnahmen:

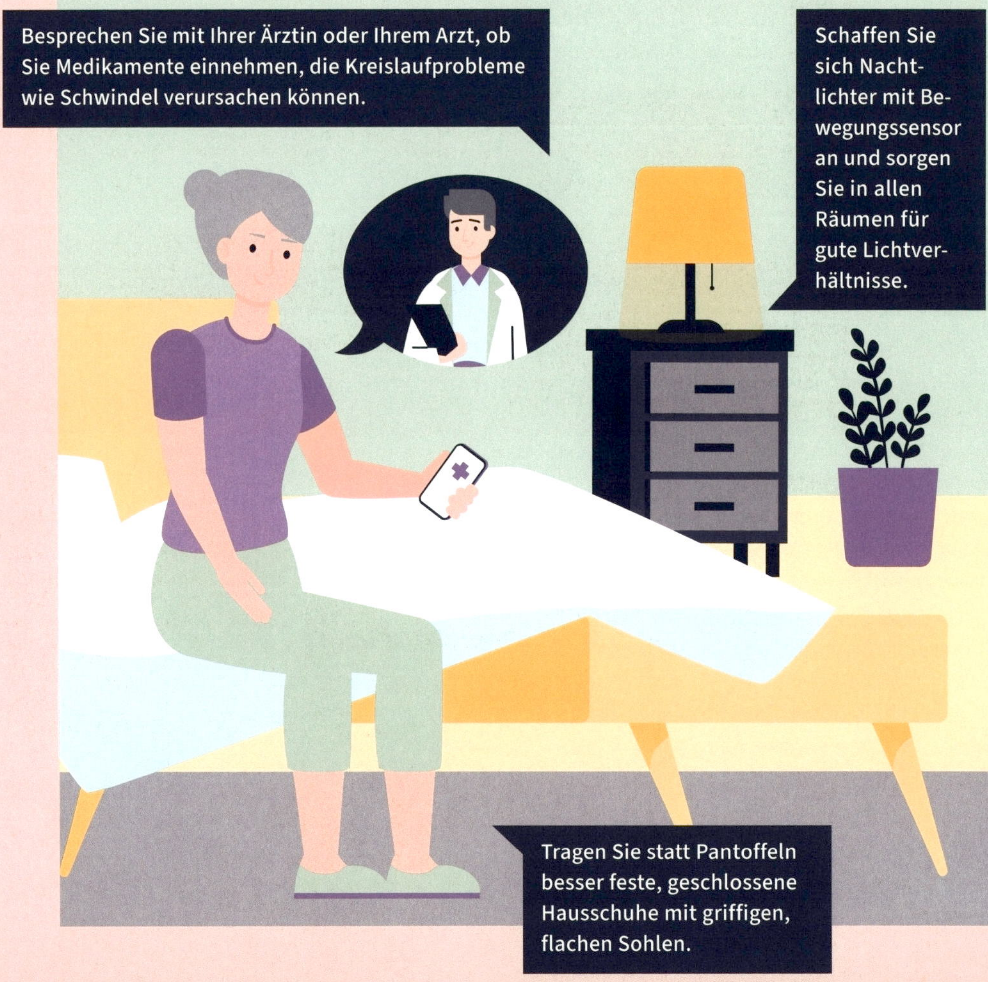
Besprechen Sie mit Ihrer Ärztin oder Ihrem Arzt, ob Sie Medikamente einnehmen, die Kreislaufprobleme wie Schwindel verursachen können.
Schaffen Sie sich Nachtlichter mit Bewegungssensor an und sorgen Sie in allen Räumen für gute Lichtverhältnisse.
Tragen Sie statt Pantoffeln besser feste, geschlossene Hausschuhe mit griffigen, flachen Sohlen.

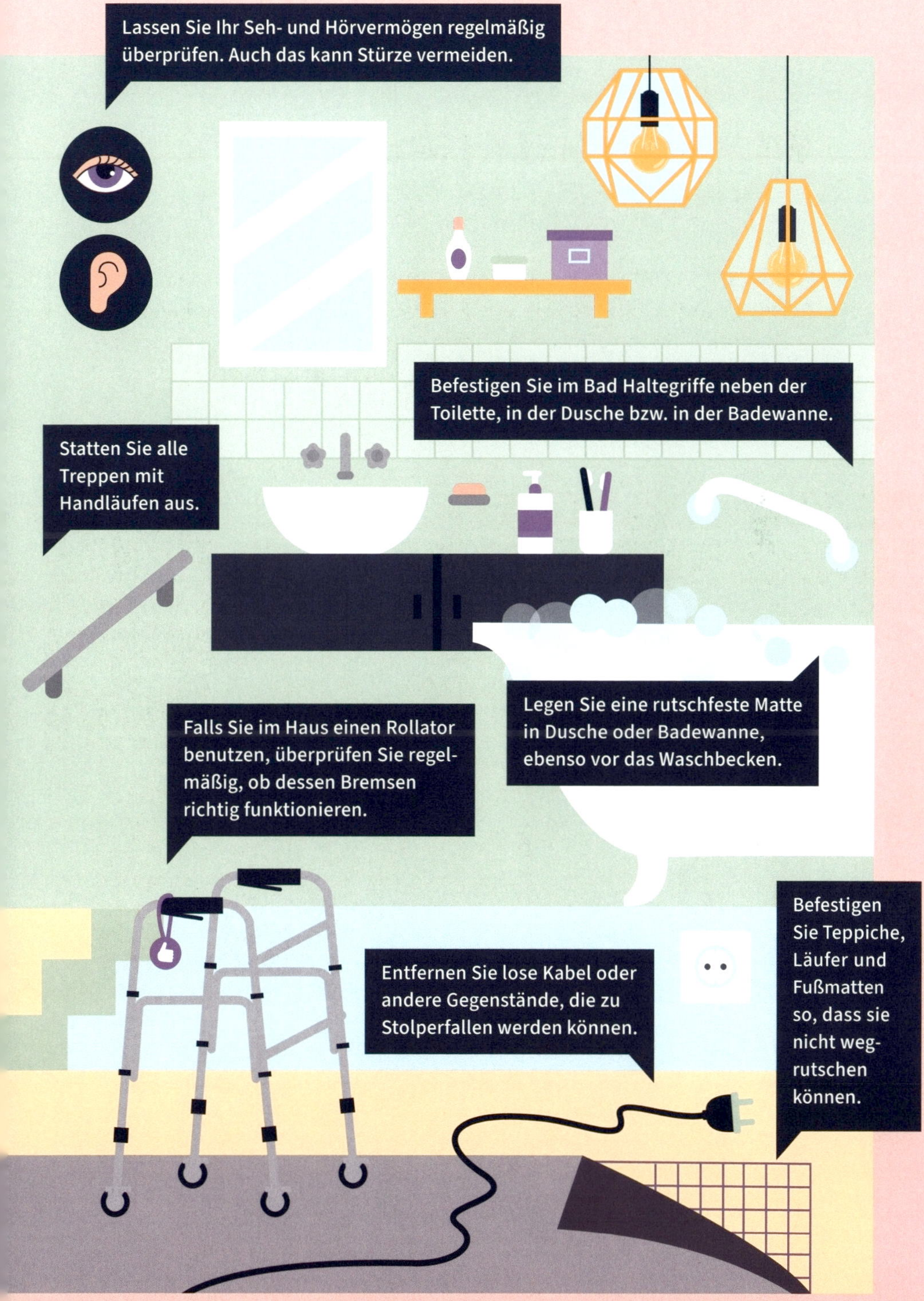
Lassen Sie Ihr Seh- und Hörvermögen regelmäßig überprüfen. Auch das kann Stürze vermeiden.
Befestigen Sie im Bad Haltegriffe neben der Toilette, in der Dusche bzw. in der Badewanne.
Statten Sie alle Treppen mit Handläufen aus.
Falls Sie im Haus einen Rollator benutzen, überprüfen Sie regelmäßig, ob dessen Bremsen richtig funktionieren.
Legen Sie eine rutschfeste Matte in Dusche oder Badewanne, ebenso vor das Waschbecken.
Entfernen Sie lose Kabel oder andere Gegenstände, die zu Stolperfallen werden können.
Befestigen Sie Teppiche, Läufer und Fußmatten so, dass sie nicht wegrutschen können.

Welche Sturzvorbeugemaßnahmen gibt es für unterwegs?

Um auch unterwegs Stürze und damit Knochenbrüche möglichst zu vermeiden, können die folgenden Tipps helfen:

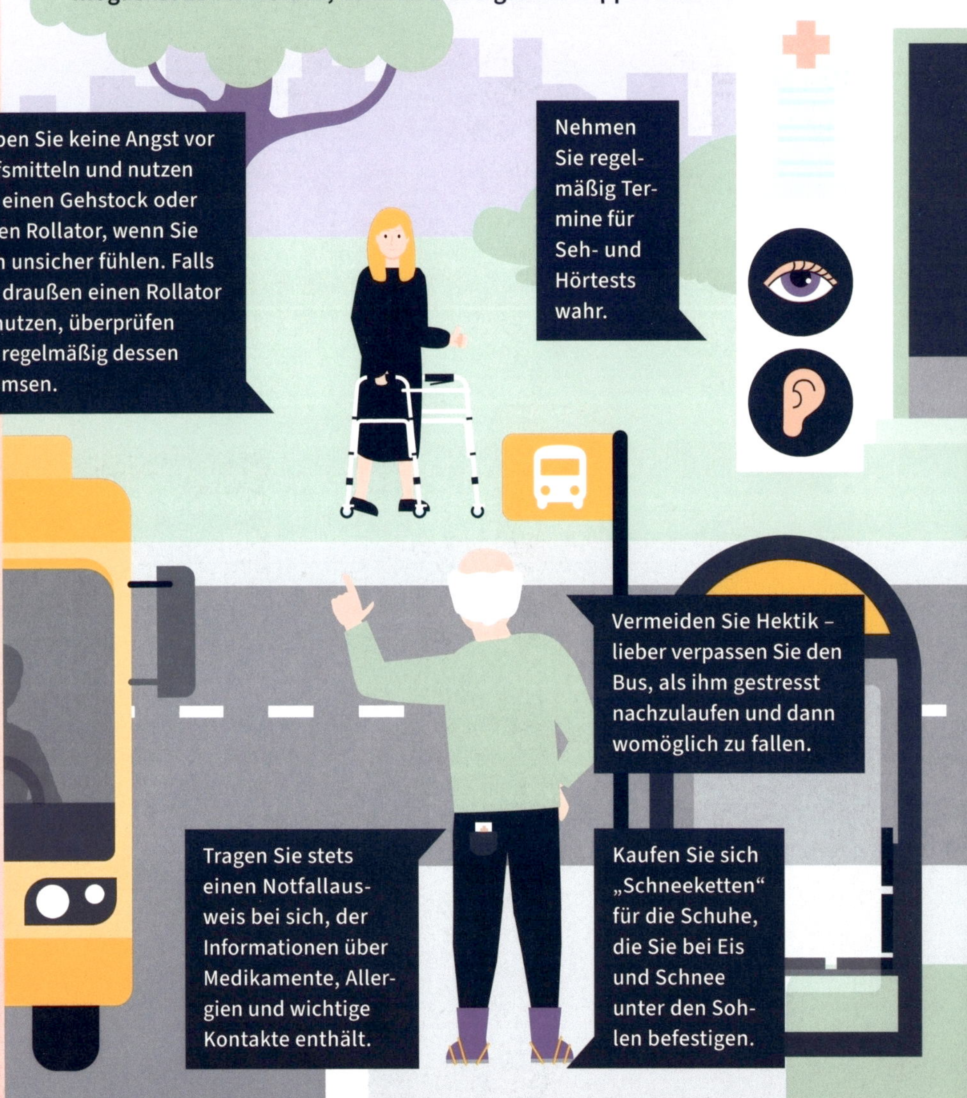

Haben Sie keine Angst vor Hilfsmitteln und nutzen Sie einen Gehstock oder einen Rollator, wenn Sie sich unsicher fühlen. Falls Sie draußen einen Rollator benutzen, überprüfen Sie regelmäßig dessen Bremsen.

Nehmen Sie regelmäßig Termine für Seh- und Hörtests wahr.

Vermeiden Sie Hektik – lieber verpassen Sie den Bus, als ihm gestresst nachzulaufen und dann womöglich zu fallen.

Tragen Sie stets einen Notfallausweis bei sich, der Informationen über Medikamente, Allergien und wichtige Kontakte enthält.

Kaufen Sie sich „Schneeketten" für die Schuhe, die Sie bei Eis und Schnee unter den Sohlen befestigen.

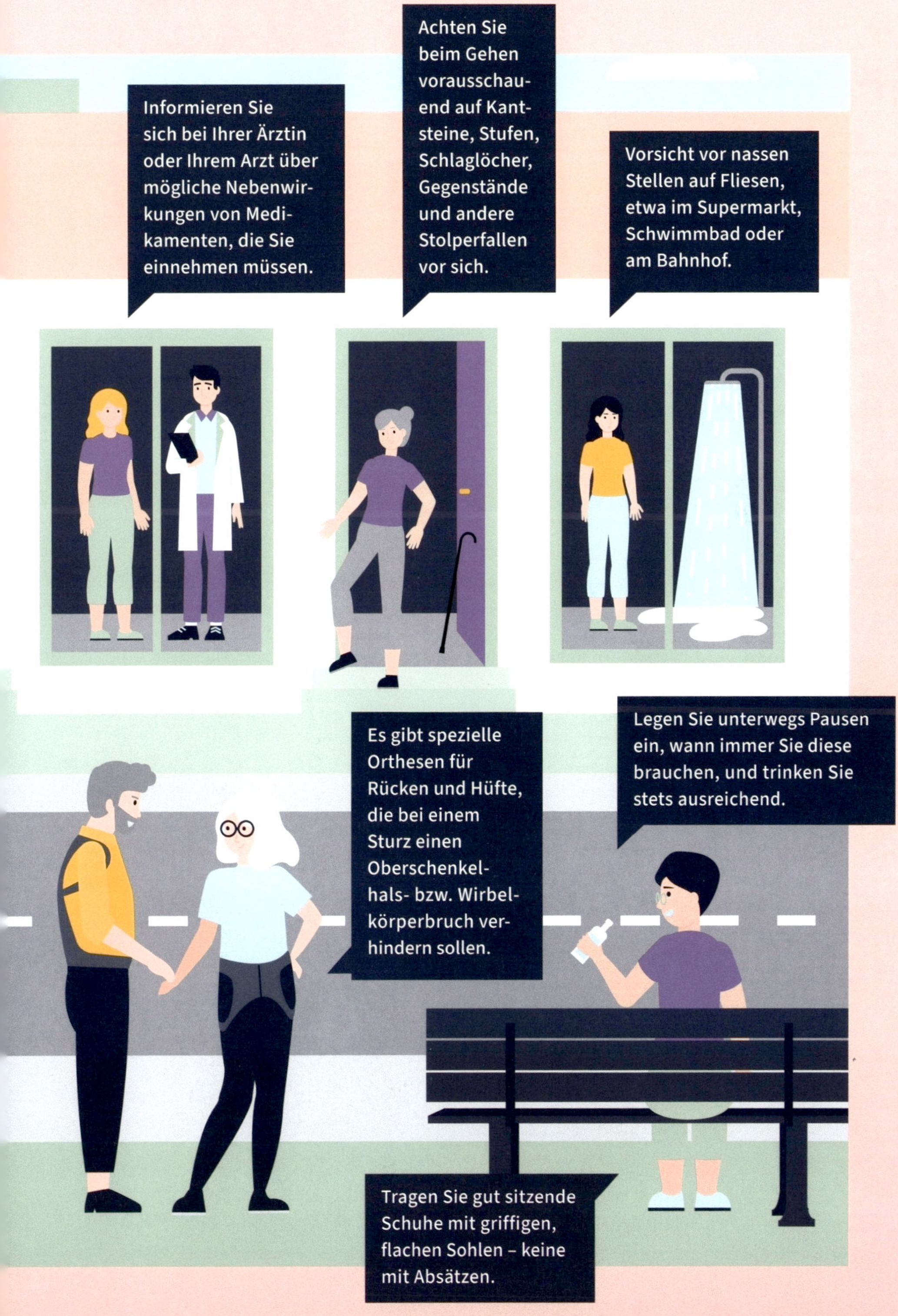
Informieren Sie sich bei Ihrer Ärztin oder Ihrem Arzt über mögliche Nebenwirkungen von Medikamenten, die Sie einnehmen müssen.
Achten Sie beim Gehen vorausschauend auf Kantsteine, Stufen, Schlaglöcher, Gegenstände und andere Stolperfallen vor sich.
Vorsicht vor nassen Stellen auf Fliesen, etwa im Supermarkt, Schwimmbad oder am Bahnhof.
Es gibt spezielle Orthesen für Rücken und Hüfte, die bei einem Sturz einen Oberschenkelhals- bzw. Wirbelkörperbruch verhindern sollen.
Legen Sie unterwegs Pausen ein, wann immer Sie diese brauchen, und trinken Sie stets ausreichend.
Tragen Sie gut sitzende Schuhe mit griffigen, flachen Sohlen – keine mit Absätzen.

OSTEOPOROSE-QUIZ

Testen Sie Ihr Wissen!

Zugegebenermaßen ist das alles ganz schön kompliziert. Sie profitieren aber, wenn Sie gut über Ihre Erkrankung informiert sind. Testen Sie Ihr Wissen aus dem letzten Kapitel daher mit unserem kleinen Quiz:

1 **Welche Knochen brechen bei Osteoporose besonders häufig?**

- (a) Die Daumen
- (b) Die Wirbelkörper
- (c) Die Nase

2 **Wie heißt umgangssprachlich der Rundrücken, der bei Osteoporose entstehen kann?**

- (a) Witwenbuckel
- (b) Tannenbaum
- (c) T-Score

3 **Steigt nach einem Knochenbruch das Risiko für eine weitere Fraktur?**

- (a) Nein, nach einer Fraktur kann nichts mehr passieren
- (b) Nur, wenn der erste Bruch operiert werden musste
- (c) Ja, um das Vier- bis Fünffache im nächsten Jahr

4 **Welche Maßnahme kann Stürze zu Hause verhindern?**

- (a) Bohnerwachs auf der Treppe
- (b) Eine rutschfeste Matte in der Dusche
- (c) Ein Geschicklichkeitsparcours im Wohnzimmer

5 **Wie lassen sich Stürze unterwegs vermeiden?**

- (a) Mit einer dunklen Sonnenbrille
- (b) Mit schicken Stöckelschuhen
- (c) Mit „Schneeketten“ an den Schuhen

AUFLÖSUNG:

1 (b) ist richtig:
Dass die Wirbelkörper brechen und damit die Wirbelsäule in sich zusammenfällt, ist ein typisches Symptom fortgeschrittener Osteoporose. Oft bemerken es Betroffene gar nicht, wohl aber, dass sie um einige Zentimeter kleiner geworden sind.

2 (a) ist richtig:
Fallen die Wirbelkörper nach und nach in sich zusammen, verkrümmt sich die Wirbelsäule. Es bildet sich ein Rundrücken, der im fortgeschrittenen Stadium so extrem sein kann, dass die Haltung die Atmung einschränkt.

3 (c) ist richtig:
Selten bleibt es bei Osteoporose bei nur einem Knochenbruch. Im Gegenteil: Jede Fraktur lässt das Risiko ansteigen, dass es erneut zu einem Bruch kommt.

4 (b) ist richtig:
Etwa ein Drittel der über 65-Jährigen stürzt jedes Jahr mindestens einmal. Bei Osteoporose bricht dann häufig ein Knochen. Ein Ausrutschen auf nassen Fliesen beim Duschen oder in der Badewanne lässt sich mit einer rutschfesten Matte vermeiden.

5 (c) ist richtig:
Um im Winter bei Schnee und Glatteis Stürze zu verhindern, gibt es „Schneeketten“ für die Schuhe. Sie bestehen aus kleinen Metallketten und Haken, sind dank Gummifassung schnell an fast jeder Sohle befestigt und sorgen so für sicheren Halt.

Notizen

Gesundheit ist die erste Pflicht im Leben.

OSCAR WILDE

3

Therapeut
Arzt

So hilft Ihnen die Medizin

Lesen Sie in diesem Kapitel, wie sich Osteoporose behandeln lässt und wie welche Medikamente wirken. Sie werden sehen: Es gibt eine ganze Reihe von Möglichkeiten, Ihre Knochen wieder stärker zu machen – vom Nahrungsergänzungsmittel bis hin zu modernen Biologika.

1 Was sind die Säulen der Therapie?

Eine wirksame Osteoporose-Therapie fußt auf sechs Säulen:

1 **Ernährung:** Der Körper benötigt Kalzium, Vitamin D sowie ausreichend Kohlenhydrate und Proteine.

2 **Bewegung:** Sport stärkt die Knochen, weil Botenstoffe ausgeschüttet werden, die den Knochenaufbau anregen.

3 **Medikamente:** Es gibt mittlerweile diverse Mittel, die den Knochenstoffwechsel positiv beeinflussen.

4 **Schmerztherapie:** Bei Knochenbrüchen oder Fehlhaltungen durch Wirbelkörperbrüche sollten Schmerzmittel zum Einsatz kommen.

5 **Sturzprävention:** Menschen mit Osteoporose sollten Stürze möglichst vermeiden, da sonst mit hohem Risiko ein Knochen bricht.

6 **Selbsthilfe:** Betroffene profitieren, wenn sie über ihre Krankheit Bescheid wissen und sie sich untereinander austauschen.

Ernährung

1

Bewegung

2

Medikamente

3

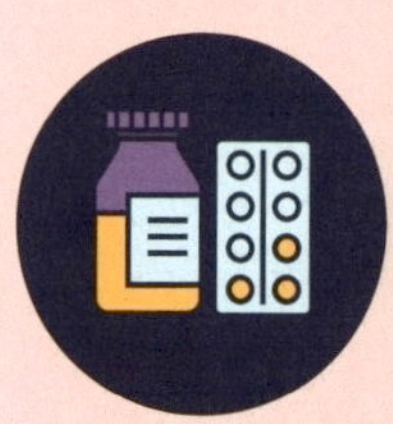

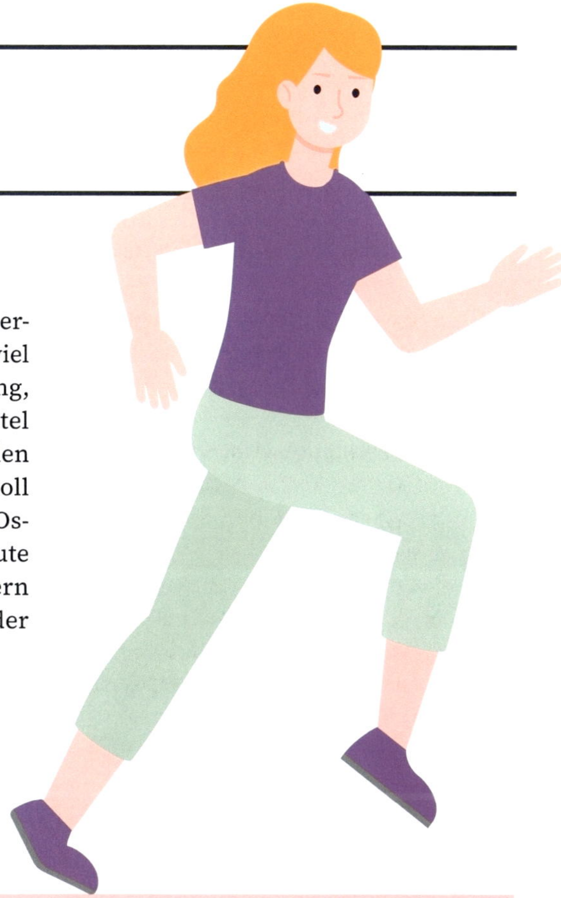

Zur Sturzprophylaxe daheim und unterwegs haben Sie im vorherigen Kapitel viel erfahren. Auf die Themen Ernährung, Bewegung und Selbsthilfe geht Kapitel 4 (ab Seite 82) ausführlich ein. Auf den folgenden Seiten in diesem Kapitel soll es um Medikamente gehen, die bei Osteoporose helfen. Und dazu gibt es gute Nachrichten: Moderne Mittel fördern heute gezielt den Knochenaufbau oder bremsen den -abbau.

Schmerztherapie

4

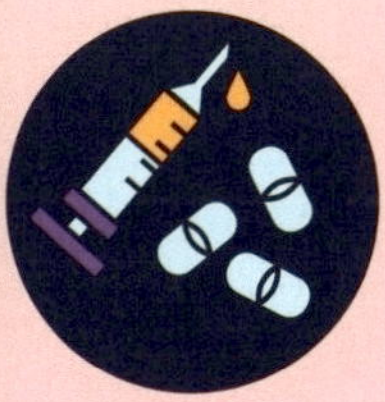

Sturzprävention

5

Selbsthilfe

6

2 Welche Medikamente helfen bei Osteoporose?

Es gibt verschiedene Mittel gegen Osteoporose (siehe Seite 68), mit jeweils anderen Wirkmechanismen. Sie alle haben gemeinsam, dass sie das Risiko weiterer Brüche verringern. Entweder indem sie den Knochenabbau bremsen oder indem sie den Knochenaufbau fördern.
Welches Medikament bei Ihnen am besten zum Einsatz kommt oder ob eine Kombination verschiedener Wirkstoffe sinnvoll ist, hängt von Diagnose, Alter, Geschlecht, Knochenqualität und Risikofaktoren ab. Ihr Haus- oder Facharzt wird Sie entsprechend beraten. Fachleute unterscheiden zwei Gruppen von Medikamenten:

- **Antiresorptiva** hemmen den Knochenabbau. Dazu gehören beispielsweise Bisphosphonate, die Osteoklasten inaktivieren, selektive Östrogen-Rezeptor-Modulatoren (SERM), die schützend wirken, und Denosumab, ein Antikörper gegen das Protein RANK-Ligand, das die Osteoklasten aktiviert.

- **Osteoanabole Mittel** fördern den Knochenaufbau. Dazu zählen Teriparatid, ein Fragment des körpereigenen Parathormons, sowie das ähnlich wirkende Abaloparatid. Außerdem Romosozumab, ein Antikörper gegen das Protein Sklerostin, das den Knochenaufbau hemmt.

Ergänzend können eine Schmerztherapie und, bei Frauen, eine Hormonersatztherapie sinnvoll sein:

- **Hormonersatztherapie** hebt in den Wechseljahren den Spiegel des Sexualhormons Östrogen wieder an. Nutzen und Risiken sollten jedoch sorgfältig gegeneinander abgewogen werden (siehe auch Seite 79).

- **Schmerztherapien** können einerseits physikalische Maßnahmen wie Wärme oder Massagen sein. Medikamente wie Acetylsalicylsäure (ASS), Diclofenac, Ibuprofen und COX-2-Hemmer wirken schmerz- und entzündungshemmend.

Vitamin D und Kalzium nicht vergessen!

Vitamin D und Kalzium zählen zu den Nahrungsergänzungsmitteln. Ausnahme: In hohen Dosen gilt Vitamin D als Medikament und ist verschreibungspflichtig. Weil sie jedoch zur Basistherapie von Osteoporose zählen, dürfen sie hier nicht fehlen. Wie viel davon Sie jeweils täglich benötigen, erfahren Sie auf Seite 68.

3 Welche Nebenwirkungen gibt es?

Jedes Medikament hat unerwünschte Nebenwirkungen – auch Mittel gegen Osteoporose –, die möglicherweise auftreten können. Hier sind die wichtigsten zusammengefasst:

- **Bisphosphonate:** In den ersten drei Tagen können Fieber, Schüttelfrost, Knochenschmerzen, Müdigkeit, Kopf- und Gliederschmerzen auftreten, später Verdauungsbeschwerden und Sehstörungen. Der Kalziumspiegel im Blut kann absinken, was zu Krämpfen und Verwirrtheit führen kann. Sehr selten tritt eine Osteonekrose des Kiefers auf, bei der Knochengewebe im Kiefer abstirbt.

- **Selektive Östrogen-Rezeptor-Modulatoren (SERM):** Je nach Wirkstoff kann es zu Kopfschmerzen, Hitzewallungen, Übelkeit, Bauchschmerzen, Hautausschlag, Wadenkrämpfen, leichten Brustbeschwerden, grippeähnlichen Symptomen, Ödemen, einer Blutdruckerhöhung oder Schläfrigkeit, Mundtrockenheit, Ausschlag oder erhöhten Blutfettwerten kommen.

- **Teriparatid:** Es kann häufiger zu Übelkeit, Gliederschmerzen, Kopfschmerzen und Schwindel kommen. Mögliche Begleiterscheinungen sind aber auch Blutarmut, erhöhte Cholesterinwerte, Depressionen, Herzrasen, Atemnot, vermehrtes Schwitzen, Muskelkrämpfe und Brustschmerzen.

- **Denosumab:** Häufig treten Muskel- und Knochenschmerzen in den Armen und Beinen auf.

- **Abaloparatid:** Der Kalziumspiegel im Urin erhöht sich, es kann zu Schwindel kommen. Häufig treten Rücken-, Kopf-, Gelenkschmerzen, Übelkeit, Bluthochdruck und Herzrasen auf.

- **Romosozumab:** Sehr häufig entzünden sich Nase und Rachen und es kommt zu Gelenkschmerzen. Der Kalziumspiegel im Blut kann sinken, manche Menschen reagieren allergisch.

Hilfe, Kiefernekrose?

Oft befürchten Betroffene eine Auflösung des Kieferknochens, die zu den Nebenwirkungen mancher Mittel zählt. Fachleuten zufolge ist das Risiko gering, da die Dosierung bei Osteoporose sehr niedrig ist. Größer ist die Gefahr, wenn Patienten rauchen, Kortison nehmen oder ihre Zähne nicht gut pflegen. Kiefernekrose lässt sich kieferchirurgisch meist gut behandeln.

4 Welche Wechselwirkungen mit Medikamenten gibt es?

Medikamente können sich gegenseitig beeinflussen. Hier lernen Sie die wichtigsten – aber nicht alle – Wechselwirkungen der verschiedenen Osteoporosemedikamente mit anderen Arzneien kennen:

- **Bisphosphonate:** Mittel gegen Sodbrennen können die Aufnahme der Bisphosphonate hemmen. Bei gleichzeitiger Chemotherapie steigt das Risiko von Nebenwirkungen.
- **Denosumab:** Es sind keine Wechselwirkungen zu erwarten, daher wurden keine Studien dazu durchgeführt.
- **Selektive Östrogen-Rezeptor-Modulatoren (SERM):** Manche Schlafmittel, Antibiotika und Epilepsiemittel können die Wirkung verringern. Raloxifen nicht zusammen mit dem Cholesterinsenker Cholestyramin einnehmen!
- **Teriparatid:** Der erhöhte Kalziumspiegel im Blut kann dazu führen, dass die Nebenwirkungen von Herzglykosiden (Digitalis) stärker ausfallen.
- **Abaloparatid:** Wie bei Teriparatid kann der erhöhte Kalziumspiegel im Blut dazu führen, dass die Nebenwirkungen von Herzglykosiden (Digitalis) stärker ausfallen. Zudem kann die Wirkung von Blutdrucksenkern verstärkt werden.
- **Romosozumab:** keine.

Wechselwirkungen haben Medikamente auch mit Nahrungsmitteln. Welche das sein können, lesen Sie auf Seite 70.

5 Wann und wie wird die Wirksamkeit der Medikamente kontrolliert?

Wer Osteoporose hat, sollte den Erfolg der Therapie und den Zustand seiner Knochen regelmäßig überprüfen lassen. In welchen Abständen Kontrollen erforderlich sind, entscheidet Ihre Ärztin oder Ihr Arzt – abhängig von der Schwere Ihrer Osteoporose und den verordneten Medikamenten. Üblich sind dazu Blutuntersuchungen und auch erneute Messungen der Knochendichte, welche die Krankenkassen in der Regel alle fünf Jahre bezahlen. Bei einem Knochenbruch ist natürlich ein sofortiger Arztbesuch angezeigt.

6 Wann ist eine Medikationsanalyse sinnvoll und wo gibt es diesen Service?

Eine Medikationsanalyse ist immer dann sinnvoll und wichtig, wenn Sie mehrere Medikamente gleichzeitig einnehmen müssen. Ziel der Analyse ist es, aufzudecken, welche Mittel miteinander Wechselwirkungen haben, ob es Gegenanzeigen gibt oder vielleicht sogar ein Medikationsfehler vorliegt, weil manche Arzneien gar nicht zusammen eingenommen werden dürfen.

Apotheken bieten diesen Service an. Falls Sie also neben Ihren neuen Osteoporosemedikamenten regelmäßig noch vier oder mehr andere Arzneimittel oder Nahrungsergänzungsmittel einnehmen, fragen Sie in Ihrer Apotheke nach einem Termin zur Medikationsanalyse.

Beipackzettel lesen!

Auch wenn Kleingedrucktes nervt: Nicht nur Ihre Ärztin oder Ihr Arzt sollte sich mit Ihren Medikamenten auskennen. Es ist wichtig, dass auch Sie gut darüber Bescheid wissen. Lesen Sie daher die Beipackzettel Ihrer Arzneimittel, informieren Sie sich über Neben- und Wechselwirkungen und fragen Sie beim nächsten Arztbesuch oder in einer Apotheke nach, wenn Sie etwas nicht verstehen.

Sie müssen die Leistung nicht selbst bezahlen: Die Krankenkassen übernehmen die Kosten von 70 bis 90 Euro für diese pharmazeutische Dienstleistung einmal im Jahr, wenn die Kundin oder der Kunde für die kommenden 28 Tage mindestens fünf ärztlich verordnete Arzneimittel einnimmt oder anwendet.

Zum Termin bringen Sie alle verordneten und im Rahmen der Selbstmedikation eingenommenen Medikamente und Nahrungsergänzungsmittel mit – nur nicht jene, die im Kühlschrank zu lagern sind. Von diesen schreiben Sie die Namen und die Dosierungen auf. Es kann auch hilfreich sein, aktuelle Labordaten wie etwa Blutwerte zu zeigen.

Nach einem ersten Gespräch analysiert die Apothekerin oder der Apotheker sämtliche Medikamente und erstellt einen detaillierten Plan, der die Therapie sicherer und effektiver machen kann und Sie bei der Einnahme oder Anwendung der Mittel unterstützt. Bei Unklarheiten hält die Apotheke sogar Rücksprache mit Ihrer Arztpraxis.

Viele Apotheken erledigen das nicht alles an einem Termin, sondern bieten Ihnen einen zweiten Termin zum zwingend vorgesehenen Abschlussgespräch an. Hier wird der Medikationsplan ausführlich mit Ihnen besprochen, und Sie haben Gelegenheit, noch offene Fragen zu den Medikamenten zu klären.

Alle Osteoporosemittel im Überblick

Eine Vielzahl an Medikamenten können ein Fortschreiten der Osteoporose hemmen. Welche es gibt und wie sie wirken, erfahren Sie hier.

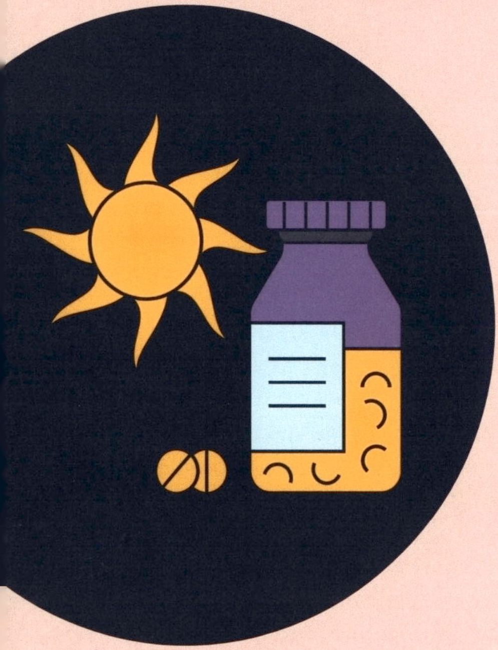

DIESE NAHRUNGSERGÄNZUNGSMITTEL BILDEN DIE BASISTHERAPIE

Kalzium: der Mineralstoff, aus dem die Knochen bestehen. Erwachsene brauchen täglich 1.000 mg, bei Osteoporose sollten es 1.200 mg sein. Eine tägliche Gesamtzufuhr von 1.500 mg darf jedoch nicht überschritten werden, da dies dem Herzen schadet und sogar lebensbedrohlich werden kann. Kalzium gibt es als Tabletten oder Brausetabletten, es steckt aber auch in vielen Lebensmitteln (siehe Seite 85).

Vitamin D: 800 bis 2.000 IE Vitamin D benötigen Osteoporosepatienten täglich. Es gibt Kapseln oder Tabletten. Mit Sonnenlicht kann der Körper das Vitamin selbst bilden, jedoch reicht die Lichteinstrahlung in unseren Breitengraden vor allem im Winter nicht aus. Den Bedarf lediglich über die Nahrung zu decken, ist leider kaum möglich. Eine Überdosis ist zu vermeiden, sonst drohen Nierenschäden und Herzrhythmusstörungen.

DIESE ANTIRESORPTIVA HEMMEN DEN KNOCHENABBAU

Bisphosphonate: Was früher Waschmitteln zugesetzt wurde, ist heute ein Klassiker der Osteoporosetherapie, denn sie hemmen die Osteoklasten. Sie können in Form von Tabletten eingenommen oder als Infusion verabreicht werden. Manche treiben die Osteoklasten gar in den Zelltod und stoppen den Abbau so ganz. Die Wirkstoffe lagern sich langfristig im Knochen ein und halbieren das Frakturrisiko.

Selektive Östrogen-Rezeptor-Modulatoren (SERM): Sie binden an den Rezeptor des weiblichen Sexualhormons Östrogen und haben eine ähnliche schützende Wirkung. SERM-Tabletten sind täglich einzunehmen und eignen sich für Frauen, bei denen Osteoporose während der Wechseljahre auftritt.

Denosumab: Bei dem Mittel, das alle sechs Monate per Injektion verabreicht wird, handelt es sich um einen Antikörper gegen das Protein RANK-Ligand. Dieses wandelt Vorläuferzellen in Osteoklasten um, fördert also den Knochenabbau, indem es die dafür zuständigen Zellen aktiviert. Denosumab blockiert den Signalweg, sodass keine neuen Osteoklasten gebildet werden und der Abbau der Knochenmasse deutlich sinkt.

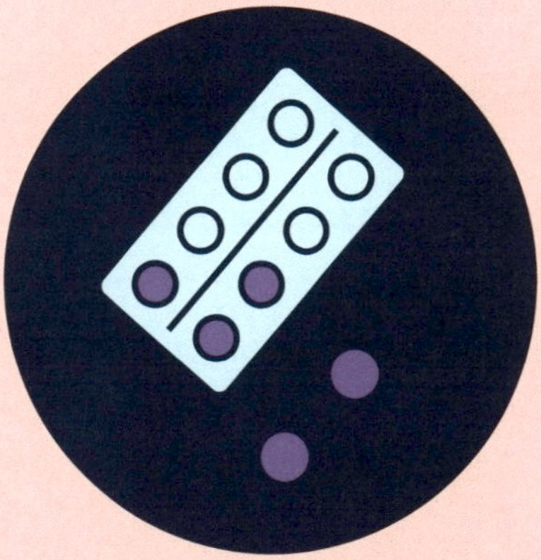

DIESE OSTEOANABOLEN MITTEL FÖRDERN DEN KNOCHENAUFBAU

Teriparatid: Die Nebenschilddrüsen bilden das sogenannte Parathormon, das die Osteoblasten stimuliert und damit die Neubildung von Knochenmasse. Teriparatid ist ein Fragment des Parathormons. Täglich, maximal zwei Jahre lang, als Injektion verabreicht, regt es indirekt die Osteoblasten und damit die Knochenneubildung an.

Abaloparatid: Das Mittel, das die Europäische Arzneimittelagentur (EMA) erst 2023 zuließ, wirkt ähnlich wie Teriparatid – es aktiviert den knochenaufbauenden Signalweg. Die Injektionen sollten, maximal 18 Monate lang, einmal täglich erfolgen.

Romosozumab: Ebenfalls per Injektion – ein Jahr lang einmal im Monat – kommt dieser Antikörper zum Einsatz. Er bindet an das Protein Sklerostin, das den Knochenaufbau hemmt.

7 Vertragen sich Osteoporosemedikamente mit allen Nahrungsmitteln?

Auch Nahrungsmittel können die Wirkung Ihrer Medikamente gegen Osteoporose beeinflussen. So hemmen etwa Lebensmittel, die viel Kalzium enthalten, die Aufnahme von Bisphosphonaten. Dazu gehören Milchprodukte wie Quark, Joghurt oder Käse und kalziumreiches Mineralwasser. Bisphosphonate nehmen Sie am besten mit zeitlichem Abstand zu den Mahlzeiten und einem großen Glas Wasser ein, das wenig Kalzium enthält. Osteoporosemittel, die unter die Haut gespritzt werden, haben keine Wechselwirkungen mit Nahrungsmitteln.

8 Wie gelangt das Kalzium in die Knochen?

Gelangt kalziumreiche Nahrung über den Magen in den Darm, nimmt der Körper das Mineral ins Blut auf. Ein konstanter Kalziumspiegel im Blut ist wichtig, sonst drohen Herzinfarkt und Schlaganfall. Kalzium, das im Blut nicht benötigt wird, nutzt der Körper für den Knochenaufbau. Fehlt Kalzium im Blut, etwa, weil nicht genügend über die Nahrung zugeführt wurde, löst der Körper es aus den Knochen heraus. Überschüssiges Kalzium scheiden die Nieren aus.

DER KALZIUM-STOFFWECHSEL

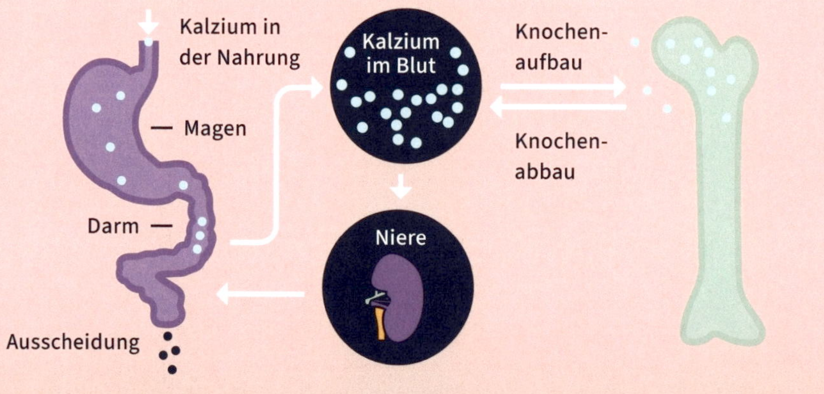

9 Warum brechen Patienten die Behandlung so häufig ab?

Die regelmäßige Einnahme von Medikamenten über einen längeren Zeitraum stellt für viele Betroffene eine große Herausforderung dar. Internationale Studien zeigen, dass insbesondere Osteoporose-Patienten und -Patientinnen die Behandlung vorzeitig abbrechen. So setzt zum Beispiel jeder und jede Fünfte die Medikamente bereits nach sechs Monaten ab, nach einem Jahr sind es bereits mehr als die Hälfte aller Patientinnen und Patienten. Gründe dafür sind, dass die Erkrankung zunächst häufig keine fühlbaren Beschwerden verursacht.

Und selbst wenn im fortgeschrittenen Stadium Schmerzen auftreten, sind es in der Regel nicht die Osteoporosemedikamente, die ihnen entgegenwirken, sondern die mit der Behandlung einhergehende Schmerztherapie. Kommen dann auch noch unerwünschte Nebenwirkungen dazu oder die Darreichungsform der Medikamente, etwa in Form von täglichen Spritzen, wird als unbequem und unangenehm empfunden, führt dies häufig zum eigenmächtigen Abbruch der Behandlung.

Doch damit erweisen Sie Ihrer Knochengesundheit einen schlechten Dienst. Besprechen Sie Ihre Sorgen und Bedenken mit Ihrer behandelnden Ärztin oder Ihrem Arzt – es findet sich sicher eine Lösung. So kann zum Beispiel schon eine andere Darreichungsform der Medikamente, die besser zu Ihrem Lebensstil passt, das Durchhalten erleichtern.

Je nach Wirkstoffklasse gibt es eventuell die Möglichkeit, von Tabletten auf Spritzen umzusteigen (oder umgekehrt), die in längeren zeitlichen Abständen eingenommen oder verabreicht werden können.

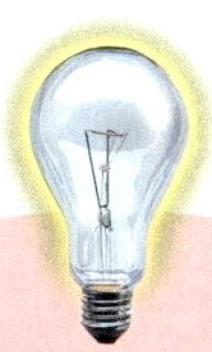

Gut zu wissen

Die Medizintechnik erforscht und bietet immer neue Behandlungsmöglichkeiten – und das nicht nur in Form von modernen Medikamenten. Seit einigen Jahren experimentieren Forschende bereits mit Wirbelkörper-Implantaten aus dem 3-D-Drucker, die individuell an Patienten angepasst werden können und damit für mehr Lebensqualität sorgen.

10 Vitamin D und Kalzium auch noch nach der Diagnose?

Auf jeden Fall. Sie bilden die Basistherapie, ohne die auch die anderen Medikamente nichts bringen: Kalzium ist der wichtigste Knochenbaustein. Neun Prozent des Kalziums im Körper befinden sich im Skelett.

Die Knochen sind der Kalziumvorrat für alle anderen Systeme: Fehlt anderswo Kalzium, etwa im Blut, löst der Körper den Mineralstoff aus den Knochen heraus, sofern kein anderes Kalzium zur Verfügung steht. Eine tägliche Kalziumzufuhr von 1.000 bis maximal 1.500 Milligramm ist die Voraussetzung dafür, dass der Körper Knochenmasse aufbaut und Medikamente gegen Osteoporose überhaupt wirken können. Es ist relativ einfach, die erforderliche Menge über die Nahrung aufzunehmen (siehe Seite 85). Erst wenn das nicht klappt, sollten Sie zu Nahrungsergänzungsmitteln greifen.

Vitamin D benötigen Sie ebenfalls: Es reguliert die Kalziumaufnahme im Darm. Ohne Vitamin D gelangt kaum Kalzium ins Blut und damit in die Knochen.

Der Körper kann Vitamin D unter Sonneneinstrahlung selbst bilden, aber vor allem im Winter reicht das oft nicht aus. Den Vitamin-D-Bedarf über die Nahrung zu decken, ist gar nicht so leicht: Das Vitamin steckt in fettem Fisch wie Hering, Lachs, Makrele, Heilbutt, Thunfisch sowie in Lebertran, Eigelb und manchen Pilzen.

Das Robert Koch-Institut empfiehlt Erwachsenen eine tägliche Vitamin-D-Zufuhr von 20 Mikrogramm, was 800 Internationalen Einheiten (IE) entspricht. Bei Osteoporose dürfen es bis zu 2.000 IE sein – in Form von Vitamin-D-Präparaten wie Kapseln oder Tabletten.

Achtung, Nahrungsergänzungsmittel!

Auch Nahrungsergänzungsmittel können die Wirkung von Medikamenten extrem beeinflussen. Kalzium etwa hemmt die Aufnahme mancher Antibiotika und Antipilzmittel. Auch die Aufnahme von Eisen und Fluorid wird im Darm durch den Mineralstoff gehemmt.

11 Ist die medikamentöse Therapie eine Behandlung fürs Leben?

Natürlich wären Sie Ihre Osteoporose gern schnellstmöglich los. Leider wird die Krankheit Sie nun aber für den Rest Ihres Lebens begleiten. Die heutigen Medikamente helfen zwar sehr gut, sie halten den Knochenschwund aber nur auf und heilen nicht die Erkrankung. Eine Basistherapie ist in der Regel lebenslang erforderlich. Das heißt jedoch nicht, dass Sie jedes Mittel, das Sie nun gegen die Osteoporose bekommen haben, für immer nehmen müssen. Medikamente, die den Knochenaufbau stimulieren, kommen zum Beispiel nur für einen gewissen Zeitraum zum Einsatz und werden dann wieder abgesetzt. Ob die aktuelle Therapie noch die richtige ist, sollten Sie bei regelmäßigen Arztterminen besprechen.

12 Kein Therapieerfolg ohne bewusste Ernährung und Bewegung?

Sie haben keine Lust, Ihre Ernährung zu überdenken und sich mehr zu bewegen? Leider führt kein Weg daran vorbei: Damit die Therapie erfolgreich sein kann, dürfen diese beiden Säulen nicht fehlen. Lesen Sie in Kapitel 4 (ab Seite 82), was Sie von nun an beim Essen beachten sollten und welche Sportarten und Übungen bei Osteoporose sinnvoll sind. Haben Sie dabei Geduld und Nachsicht mit sich selbst – oft dauert es eine gewisse Zeit, um neue Gewohnheiten im Alltag zu verankern. Dass Sie damit selbst großen Einfluss auf den Therapieerfolg und Ihre Gesundheit haben, ist eine gute Nachricht: Gehen Sie es an, Sie schaffen das!

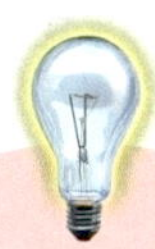

Gut zu wissen

Gerade älteren Menschen fällt es schwer, jahrelange Handlungsmuster zu verändern. Wichtig: Gehen Sie einen Schritt nach dem anderen und machen Sie die neue Gewohnheit zur Routine.

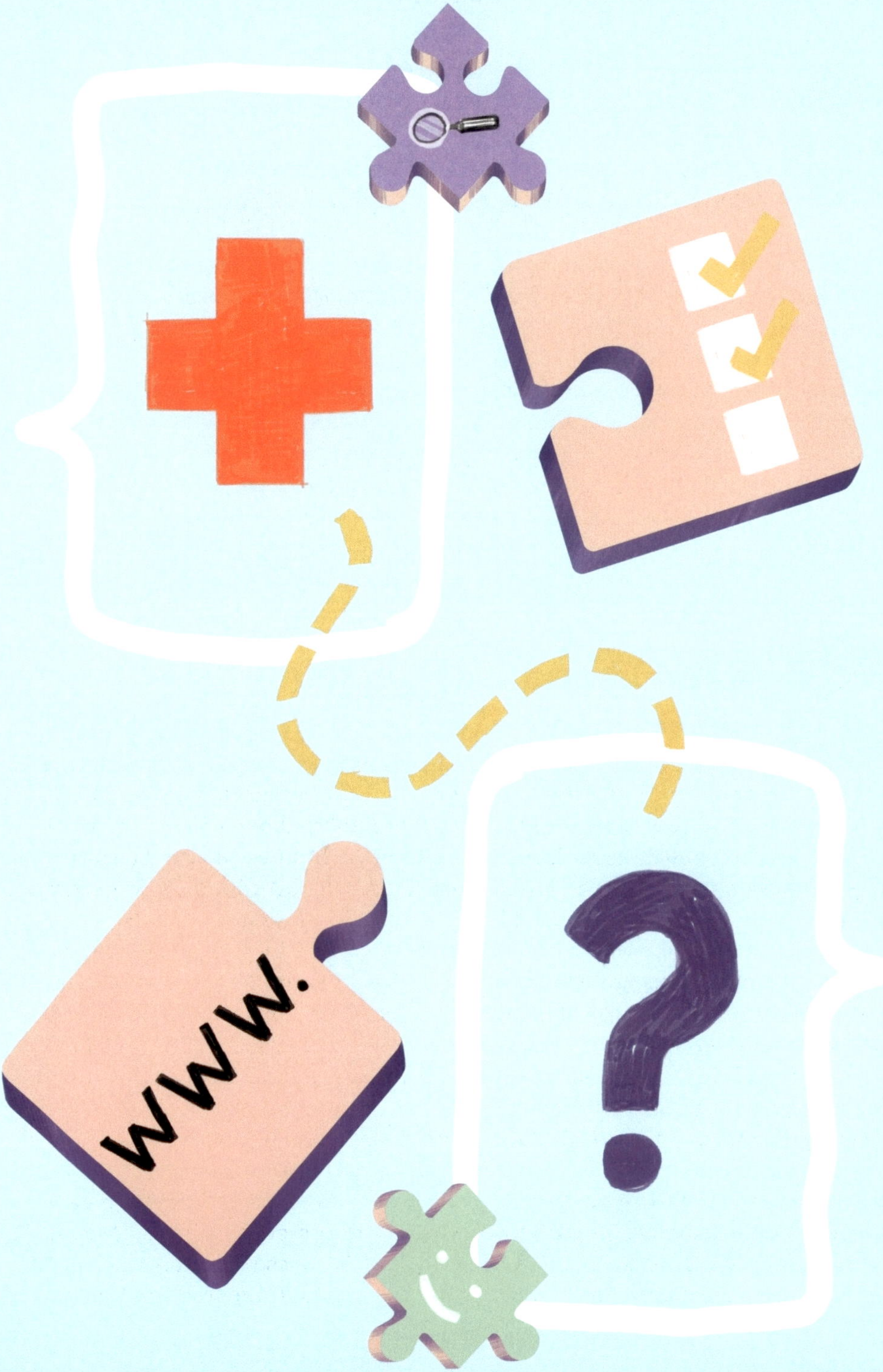
www.

„Wir haben erstmals einen Risikorechner mit Daten allein aus Deutschland“

Wozu brauchen wir Behandlungsleitlinien für Osteoporose?

PROF. DR. RALF SCHMIDMAIER: Leitlinien sind notwendig, weil sich Wissen ständig ändert und es für praktisch tätige Ärztinnen und Ärzte unmöglich ist, alles mitzuverfolgen. Studien bewerten und daraus Schlussfolgerungen für die Patientenversorgung ziehen – das kann niemand allein leisten. Dass alle Leitlinien transparent und kostenlos öffentlich verfügbar sind, ist eine gute Sache.

Sind Ärztinnen und Ärzte denn verpflichtet, sich an Leitlinien zu halten?

SCHMIDMAIER: Nein, Leitlinien sollten leiten und eine Orientierung bieten. Sie sind ein vorgeschlagener Weg, keine Verpflichtung. Aber es gibt natürlich Richtlinien und Gesetze, an die wir uns halten müssen. Außerdem gilt es, den Willen und die Meinung der Patienten zu berücksichtigen. Das macht es umso wichtiger, dass die Betroffenen sich über ihre Erkrankung informieren. Dieses Empowerment trägt viel dazu bei, die Patientenversorgung zu verbessern.

Wie oft ist es nötig, eine Leitlinie zu überarbeiten?

SCHMIDMAIER: Laut der Arbeitsgemeinschaft der Wissenschaftlichen Medizinischen Fachgesellschaften (AWMF) verliert eine Leitlinie nach fünf Jahren ihre Gültigkeit. Bis dahin müssen Expertinnen und Experten alle wichtigen Studien zusammengetragen und abgestimmt haben, was zu aktualisieren ist. Die neue Osteoporose-Leitlinie ist 2023 erschienen.

Wer überarbeitet die Leitlinien?

SCHMIDMAIER: Fachleute, die das in ihrer Freizeit tun. Jede wissenschaftliche Gesellschaft des Dachverbands Osteologie schickt zwei Vertreter, meist Wissenschaftlerinnen und Wissenschaftler, die regelmäßig Publikationen lesen. Doch auch Patientinnen und Patienten gehören zur Leitliniengruppe. Alle vertreten ihre Interessen, dann wird verhandelt.

Welche Kriterien müssen neue Therapien erfüllen, um es in die Leitlinien zu schaffen?

SCHMIDMAIER: Eine Leitlinie umfasst sehr viel mehr als Therapie, der Therapieanteil darin ist sogar relativ klein. Für den Fall, dass eine medikamentöse Therapie überhaupt notwendig ist, stehen in der Leitlinie nur Medikamente, die in Deutschland zugelassen sind. Die Studien, die ihre Wirksamkeit belegen, brauchen sogenannte harte Endpunkte. Die Frakturrate zum Beispiel ist ein harter Endpunkt, alleine eine gestiegene Knochendichte reicht nicht. Senkt ein Medikament die Frakturrate messbar besser als ein Placebo, hat es eine Chance, in der Leitlinie empfohlen zu werden. Neu zugelassene Medikamente sind bereits durch eine harte Prüfung gegangen, sonst wären sie in Deutschland nicht auf dem Markt. Insofern sind alle hier zugelassenen Medikamente jetzt auch in der neuen Leitlinie vertreten.

Die 419 Seiten sind nun veröffentlicht – wie lange hat die Überarbeitung der Leitlinien gedauert, Frau Thomasius?

DR. FRIEDERIKE THOMASIUS: Die letzten Leitlinien für Osteoporose kamen 2017 heraus und 2020 haben wir begonnen, diese zu aktualisieren. Es war wirklich viel Arbeit, die alle Beteiligten ehrenamtlich erledigt haben.

Was ist an den Leitlinien neu?

THOMASIUS: Wir haben zum Beispiel den Risiko-Algorithmus für die Therapie aufgenommen. Der Risikorechner, der eine Vielzahl an Risikofaktoren berücksichtigt, erforderte parallel zu der Leitlinien-Aktualisierung eine systematische Literaturrecherche. Wir haben dafür auch einen großen Krankenkassendatensatz aus 650.000 Fällen analysiert. Nun haben wir ein neues Risikomodell mit Daten von Frauen und Männern nur aus Deutschland. Vorher basierte der Algorithmus auf europäischen Daten. Und wir haben auch die Frakturrisikobestimmung von bisher zehn Jahren auf nunmehr drei Jahre herabgesetzt.

Welche Änderungen gab es noch?

THOMASIUS: Das DXA-VFA-Verfahren („vertebral fracture assessment") wird in den neuen Leitlinien als empfohlenes Verfahren zur Diagnostik von Wirbelkörperbrüchen genannt. Es hat, verglichen mit einem konventionellen Röntgenbild, eine viel geringere Strahlenbelastung. Bei der Knochendichtemessung empfehlen wir nun, beide Seiten der Hüfte zu messen statt nur eine. Und wir haben drei Therapieschwellen eingeführt, wo es vorher nur eine gab. Nun unterscheiden wir zwischen Betroffenen mit leicht erhöhtem, erhöhtem und stark erhöhtem Frakturrisiko. Das ermöglicht uns, früher als sonst mit der Behandlung anzufangen. Und bei den schwer Betroffenen können wir gezielt intensivere knochenaufbauende Therapien empfehlen.

Gibt es auch neue Therapien in den aktuellen Leitlinien?
THOMASIUS: Wir haben den Sklerostin-Antikörper Romosozumab in die Leitlinien aufgenommen und für den Wirkstoff Teriparatid wurden Daten zur Senkung des Hüftfrakturrisikos ergänzt. Beide Therapieansätze sind den Bisphosphonaten in der Frakturrisikosenkung bei schwer Betroffenen ganz eindeutig überlegen und werden deswegen auch als Firstline-Therapie empfohlen.

Die Bisphosphonate haben aber weiter ihre Berechtigung, oder?
THOMASIUS: Unbedingt, sie sind und bleiben ein unglaublich wichtiger Bestandteil der Osteoporosetherapie. Eine Therapie ohne Bisphosphonate wird es bei schwer Betroffenen nicht geben. Denn die Mittel sorgen für die Versiegelung des Knochens und wirken über die Einnahmedauer hinaus.

Empfehlen Sie Betroffenen, die Leitlinie zu lesen, um sich zu informieren?
THOMASIUS: Ich denke, für Laien ist das zu kompliziert. Deshalb ist vorgesehen und auch schon angestoßen, dass wir eine gut verständliche Patientenleitlinie vorbereiten. Und eine Anwenderversion für die niedergelassenen Praxen – denn welcher Hausarzt hat schon Zeit, sich durch 419 Seiten zu arbeiten?

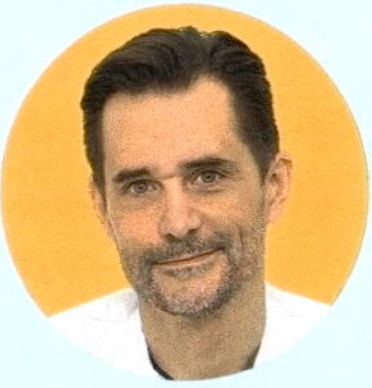

PROF. DR. RALF SCHMIDMAIER
Der Facharzt für Innere Medizin ist Osteologe und der erste Vorsitzende des Dachverbands Osteologie. Als stellvertretender Direktor der Medizinischen Klinik und Poliklinik IV forscht und lehrt er an der Universität München.

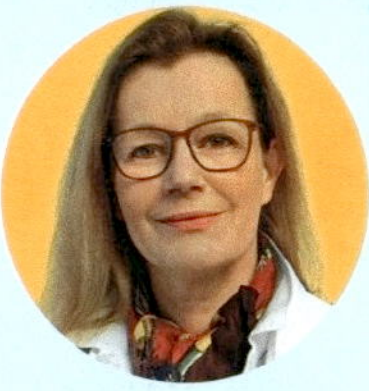

DR. FRIEDERIKE THOMASIUS
Die Osteologin und Präsidentin der Deutschen Gesellschaft für Osteologie leitet den Bereich Klinische Osteologie des Frankfurter Hormon- und Osteoporosezentrums. Als Koordinatorin und Vorsitzende der Leitlinienkommission hat sie die Überarbeitung der Leitlinien verantwortet.

13 Gibt es auch nicht medikamentöse Behandlungsmöglichkeiten?

Ja! Sie bilden die anderen Säulen der Therapie (siehe auch Seite 62) und betreffen vor allem Ihren Lebensstil: Die Ernährung spielt eine wichtige Rolle und regelmäßige Bewegung ist entscheidend, wenn die Knochen wieder stärker werden sollen (siehe auch Kapitel 4, ab Seite 82).

Sinnvoll ist zudem, auf das Rauchen zu verzichten sowie Alkohol und salzreiche Kost möglichst zu vermeiden. Statt Schmerzmitteln gibt es eine ganze Reihe an alternativen Möglichkeiten, die typischen Beschwerden, vor allem Rückenschmerzen, wirksam zu lindern (siehe Frage 14). Denken Sie darüber nach, ob eine Reha für Sie infrage käme. Es gibt Kliniken in ganz Deutschland, die sich auf Gäste mit Knochenschwund spezialisiert haben. Ob und wann Sie Anspruch auf eine Reha haben, lesen Sie im Interview ab Seite 50.

In der Klinik lernen Sie unter anderem, welche nicht medikamentösen Therapien bei Osteoporose helfen, wie Sie im Alltag besser mit der Erkrankung umgehen und wie Sie sich knochengesünder ernähren und bewegen. Außerdem können Sie sich mit Gleichgesinnten austauschen, die ähnliche Erfahrungen und Probleme haben. Klingt gut? Dann besprechen Sie mit Ihrer Ärztin oder Ihrem Arzt, ob eine Reha sinnvoll ist und wie Sie den Antrag stellen müssen.

14 Was können Kälte-, Wärme- und Elektrotherapie?

Physikalische Maßnahmen vergrößern zwar nicht die Knochendichte. Sie können aber Schmerzen lindern und die Muskulatur lockern und aktivieren.

- **Kältetherapie:** Bei akuten Knochenbrüchen lindern Eispackungen oder Coolpacks aus dem Gefrierfach die Schmerzen. Auch bei Muskelverspannungen, die durch die Fehlhaltung des Rückens entstehen, kann Kälte guttun. Wichtig: Legen Sie Eispackungen oder Coolpacks nicht direkt auf die nackte Haut.
- **Wärmetherapie:** Heiße Rollen, feuchtwarme Wickel, Infrarotlicht und Packungen mit warmer Moorerde oder

Fango lockern die Muskeln und lindern die Schmerzen. Eine wohltuende Gewichtsentlastung erfahren Sie in einem warmen Thermalbad. Nutzen Sie die Gelegenheit zum Schwimmen: Das kräftigt die Muskeln und entlastet Knochen und Gelenke.

- **Elektrotherapie:** Reizstrom stimuliert die Muskeln und den Stoffwechsel und kann eine schmerzlindernde Wirkung haben. Eine Sonderform der Elektrotherapie heißt „TENS", was für „transkutane elektrische Nervenstimulation" steht. Sie soll die Schmerzwahrnehmung beeinflussen, indem sie die Reizweiterleitung der Nerven hemmt.

Erkundigen Sie sich in Ihrer Arztpraxis nach einem Rezept für physikalische Anwendungen, das Sie in einer Physiotherapiepraxis einlösen können. Einen Großteil der Kosten übernimmt die Krankenkasse, Sie müssen aber einen Eigenanteil leisten. Wie hoch dieser ausfällt, sollten Sie vor Behandlungsbeginn abklären.

15 Für und wider Hormonersatztherapie – ist das was für mich?

Die Idee klingt logisch: In den Wechseljahren sinkt bei Frauen der Östrogenspiegel, und mit dem Hormon verschwindet seine schützende Wirkung für die Knochen. Auf die Knochendichte wirkt sich die Menopause oft dramatisch aus (siehe Grafik Seite 17). Warum also nicht das fehlende Östrogen künstlich zuführen und so den Knochenabbau bremsen?
Dass das funktioniert, ist in zahlreichen Studien belegt worden: Das allgemeine Frakturrisiko sinkt durch die Hormonersatztherapie im Schnitt um 24 Prozent, das für einen Oberschenkelhalsbruch sogar um 33 Prozent.
Allerdings steht die Hormonersatztherapie, vor allem als Kombination aus Östrogen und Gestagen, seit Jahren in der Kritik: Sie erhöht leicht, aber nachweislich die Gefahr für Brustkrebs und Herz-Kreislauf-Erkrankungen, wie zahlreiche Studien zeigten. Dieses erhöhte Risiko gilt vor allem für übergewichtige Frauen und für jüngere Frauen zwischen 45 und 49 Jahren eher als für ältere Frauen ab 60. Auch die Dauer der Hormonbehandlung spielt dabei eine Rolle.
Eine Hormonersatztherapie sollte deshalb nicht vornehmlich gegen Osteoporose zum Einsatz kommen, sondern nur vorübergehend bei ausgeprägten Wechseljahresbeschwerden – mit dem positiven Nebeneffekt für die Knochen. Wägen Sie Nutzen und Risiko gründlich mit Ihren Ärztinnen und Ärzten ab, falls die Therapie für Sie infrage kommt.

OSTEOPOROSE-QUIZ

Testen Sie Ihr Wissen!

In diesem Kapitel haben Sie viele verschiedene Medikamente kennengelernt – so viele Namen, so viele Möglichkeiten! Woran erinnern Sie sich von alldem noch? Machen Sie den Test

1 Wie viele Säulen hat die Therapie der Osteoporose?

- (a) Eine
- (b) Sechs
- (c) Acht

2 Welche Mittel helfen gegen den Knochenschwund?

- (a) Antiresorptiva und Antitranspirants
- (b) Antibiotika und Osteoanabolika
- (c) Osteoanabolika und Antiresorptiva

3 Woraus besteht die Basistherapie bei Osteoporose?

- (a) Kalzium und Vitamin D
- (b) Magnesium und Vitamin C
- (c) Eisen und Vitamin A

4 Was kann im Rahmen einer Wärmetherapie guttun?

- (a) Rollenspiele
- (b) Frühlingsrollen
- (c) Heiße Rollen

5 Wer bezahlt eine Medikationsanalyse?

- (a) Mein Osteologe
- (b) Meine Krankenkasse
- (c) Die Apothekerin

AUFLÖSUNG:

1 (b) **ist richtig:**
Die Therapie der Osteoporose steht auf sechs Säulen: Medikamente, eine knochengesunde Ernährung, regelmäßige Bewegung, das Vorbeugen von Stürzen, Selbsthilfe und gegebenenfalls eine Schmerztherapie.

2 (c) **ist richtig:**
Es gibt zwei medikamentöse Strategien, den Knochenschwund aufzuhalten: sogenannte Antiresorptiva hemmen den Abbau von Knochenmasse, während sogenannte osteoanabole Mittel den Aufbau stimulieren.

3 (a) **ist richtig:**
Damit der Körper Knochenmasse aufbauen kann, benötigt er ausreichend Kalzium und Vitamin D. Vitamin D steuert die Kalziumaufnahme im Darm, Kalzium ist der Mineralstoff, aus dem die Knochen aufgebaut sind.

4 (c) **ist richtig:**
Heiße Rollen im Rahmen der Physiotherapie lockern verspannte Rückenmuskeln und lindern die Schmerzen. Den gleichen Effekt haben Fango, Moorerde oder feuchtwarme Wickel.

5 (b) **ist richtig:**
Muss jemand regelmäßig fünf Medikamente oder mehr einnehmen, ist eine Medikationsanalyse in einer Apotheke sinnvoll, bei der die Arzneien unter anderem auf Wechselwirkungen hin überprüft werden. Die Kosten übernimmt die Krankenkasse.

Notizen

Gesundheit wird erst geschätzt, wenn man krank ist.

THOMAS FULLER

4

Therapeut Ich

Selbstmanagement:
Tun Sie was für Ihre Knochen!

Eine gute Osteoporosetherapie fußt auf sechs Säulen. Wissen Sie, wie viele davon Sie selbst beeinflussen können? Vier! Das bedeutet, Sie können eine Menge tun, damit es Ihren Knochen besser geht. Lesen Sie in diesem Kapitel, wie eine knochenfreundliche Ernährung aussieht, welche Sportarten das Skelett stärken und welche Übungen Ihr Gleichgewicht verbessern.

1 Knochengesund essen – welche Lebensmittel sind jetzt gefragt?

Die Ernährung spielt bei der Therapie von Osteoporose eine entscheidende Rolle. Dabei ist es nicht nur wichtig, genügend Kalzium und Vitamin D aufzunehmen, sondern auch Nahrungsmittel und Getränke zu vermeiden, die dem Körper Kalzium entziehen.

Über die Ernährung lässt sich zudem das Gewicht steuern: Sowohl Untergewicht als auch starkes Übergewicht sind bei Osteoporose schädlich. Versuchen Sie, Ihr Normalgewicht und einen BMI zwischen 20 und 25, in bestimmten Fällen auch 26–28 (siehe Seite 89) zu halten.

Eine gute Versorgung mit Proteinen ist unerlässlich, unter anderem für den Muskelaufbau. Der Bundesselbsthilfeverband für Osteoporose und der Dachverband der Osteoporose-Selbsthilfegruppen raten aber dazu, Eiweiß aus Fleisch und Wurst nur in Maßen zu essen – 300 bis 600 Gramm pro Woche. Der Grund: Tierische Proteine fördern in größeren Mengen die Kalziumausscheidung über die Nieren, wodurch dem Körper der wichtigste Mineralstoff für den Knochenaufbau entzogen wird. Da der Knochenstoffwechsel zudem Magnesium, Zink, Vitamin B_6, Vitamin C und Vitamin K benötigt, sollten Osteoporose-Erkrankte auf eine vollwertige, gesunde Kost mit täglich fünf Portionen Gemüse und Obst sowie Vollkornprodukten achten. Kartoffeln liefern wichtige Mineral- und Ballaststoffe, Vollkornnudeln sind besser als Weizennudeln. Frische und Vielseitigkeit sind beim Einkaufen, Kochen und Essen wichtiger als Verbote, dennoch sollten Sie auf Fertigprodukte, Gebäck, Süßwaren, Fast Food und Zucker weitestgehend verzichten. Pflanzliche Öle, etwa Raps-, Soja- und Olivenöl, sind gegenüber tierischen Fetten wie Butter zu bevorzugen, und statt mit Salz sollten Sie Ihr Essen lieber mit Kräutern und Gewürzen aromatisieren. Mindestens 1,5 Liter Flüssigkeit täglich, am besten in Form von kalziumreichem Wasser, Schorle oder Tee, sind empfehlenswert.

Tipp für Veganer

Bei veganer Ernährung fallen Milchprodukte und Eier als Kalziumlieferanten weg. Der Kalziumbedarf muss dann über grünes Gemüse, Nüsse, Mandeln und kalziumreiches Mineralwasser gedeckt werden, was schwierig werden kann. Manchen Milchersatzprodukten wie Hafer- oder Reismilch ist Kalzium zugesetzt – achten Sie beim Kauf darauf. Wer nicht auf die täglich erforderliche Menge kommt, muss eventuell auf Nahrungsergänzungsmittel zurückgreifen.

2 Wie esse und trinke ich kalziumreich?

Wann immer irgendwo Kalzium fehlt, holt der Körper es sich aus seinem größten Vorrat: den Knochen. Das sollte bei Osteoporose nicht passieren. Daher ist es wichtig, täglich ausreichend Kalzium zu sich zu nehmen. 1.000 bis 1.200 Milligramm sollten es sein. Sie müssen Kalzium nicht unbedingt in Form von Nahrungsergänzungsmitteln zu sich nehmen – versuchen Sie es besser über die Ernährung. Sie können den Mineralstoff sowohl essen als auch trinken: Kalziumreiche Lebensmittel sind Milch und Milchprodukte wie Joghurt, Quark oder Käse. Auch grünes Gemüse wie Brokkoli, Fenchel, Lauch und Grünkohl sowie Sesamsamen und Nüsse enthalten den Mineralstoff. Außerdem können Sie Kalzium mit Ihrem Mineralwasser trinken: Sorten mit mehr als 300 Milligramm pro Liter gelten als kalziumreich. Es gibt sogar Wasser, in dem mehr als 600 Milligramm Kalzium pro Liter stecken. Vorsicht aber vor Überdosierungen: Überschreiten Sie nicht die tägliche Höchstmenge von 1.500 Milligramm.

3 Vitamin D – warum reichen Lebensmittel nicht?

Allein über die Ernährung lässt sich der Vitamin-D-Bedarf von 800 bis 2.000 IE nicht decken. Denn das Vitamin steckt in nur wenigen Nahrungsmitteln, die nicht übermäßig gegessen werden, weil das weder gesund noch nachhaltig wäre. Dazu gehören etwa Lachs, Thunfisch, Makrele, Hering, Ei und Lebertran. Nur zehn bis 20 Prozent seines Vitamin-D-Bedarfs deckt der Körper in der Regel über die Nahrung, 80 bis 90 Prozent bildet er in der Haut mithilfe von Sonnenlicht. Weil die meisten Menschen hierzulande jedoch zu wenig Sonne abbekommen, vor allem im Winter, verordnen Ärzte bei Osteoporose meist ein Vitamin-D-Präparat.

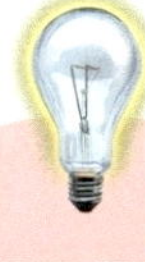

Gut zu wissen

In Ihrem Körper stecken 1 bis 1,5 Kilogramm Kalzium. 99 Prozent davon in Ihren Knochen.

Die besten Lebensmittel

Anfangs fällt die Ernährungsumstellung oft nicht leicht. Etablieren Sie neue Essgewohnheiten daher nach und nach in Ihrem Alltag.

Achten Sie auf eine ausreichende Proteinzufuhr. Hülsenfrüchte, Milchprodukte und Eier sind dabei gesündere Eiweißlieferanten als Fleisch und Wurst.

Essen Sie fünf Portionen Obst und Gemüse am Tag, also ungefähr fünf Handvoll. Dosenfrüchte und Fruchtsäfte zählen nicht; setzen Sie auf Frisches!

Verzehren Sie täglich Ballaststoffe aus Gemüse, Obst, Vollkorn, Nüssen und Hülsenfrüchten. Sie fördern die Verdauung und schützen vor Krankheiten.

Achten Sie beim Einkauf auf frische Zutaten und bereiten Sie diese schonend zu, damit die Nährstoffe möglichst erhalten bleiben.

Verwenden Sie beim Kochen pflanzliche Öle statt Butter. Gehen Sie mit Salz sparsam um und würzen Sie stattdessen lieber mit frischen Kräutern.

Trinken Sie mindestens 1,5 Liter Flüssigkeit am Tag. Am besten Wasser, verdünnte Saftschorle oder ungesüßten Früchte- und Kräutertee. Wählen Sie ein kalziumreiches Mineralwasser.

Kalziumreiche Lebensmittel sind Milch und Milchprodukte, also etwa Joghurt, Quark oder Käse. Auch grünes Gemüse und Nüsse enthalten Kalzium.

Vitamin D steckt in fettem Fisch wie Lachs, Thunfisch, Sardine, Heilbutt, Makrele, Hering. Zudem in Eigelb, Lebertran und manchen Pilzen.

Würzen Sie Suppen, Saucen und Gemüse mit Parmesan, richten Sie Rohkost mit Käsewürfeln an und nehmen Sie statt Essig-Öl- öfter mal ein Joghurtdressing.

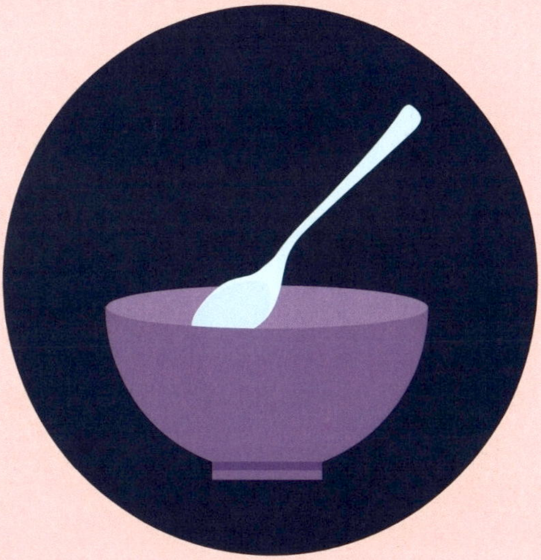

Zwei Beispieltage mit einer knochengesunden Ernährung vom „Aktionsbündnis Osteoporose“:

TAG 1

Frühstück
1 Sesambrötchen mit 2 Scheiben Käse (zum Beispiel Gouda), 2 kleine Tomaten

Zwischenmahlzeit
1 Handvoll Nüsse oder Mandeln

Mittagessen
Brokkoli-Hackfleisch-Nudelauflauf (mit 150 g Hackfleisch, 150 g Brokkoli, 100 g Champignons, 100 g geriebenem Käse, 1 EL Petersilie)

Zwischenmahlzeit
2 getrocknete Feigen

Abendessen
Salat mit Spinat, geräuchertem Tofu und Sesam (75 g Babyspinat, 75 g Räuchertofu, 2 EL Sesamsamen plus Dressing nach Belieben)

TAG 2

Frühstück
Haferbrei mit Beeren (50 g Haferflocken, 150 ml Vollmilch, 150 mg Naturjoghurt, 1 EL Leinsamen, Heidelbeeren o. ä. nach Belieben)

Zwischenmahlzeit
1 Handvoll Nüsse oder Mandeln

Mittagessen
Pellkartoffeln mit Sahnehering (3 mittelgroße Pellkartoffeln, 150 g Heringsfilet)

Zwischenmahlzeit
150 g Naturjoghurt mit frischem Obst der Saison

Abendessen
Tomate-Mozzarella-Salat (125 g Mozzarella, 2 große Tomaten, frisches Basilikum)

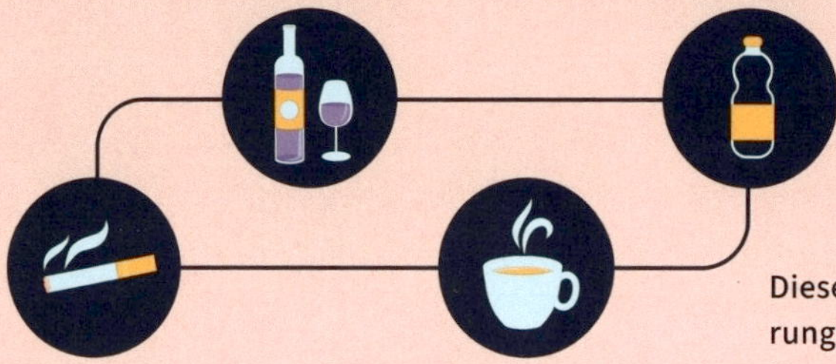

Diese Genuss- und Nahrungsmittel schaden Ihren Knochen am meisten.

4 Kalziumräuber Nikotin, Alkohol, Cola, Kaffee – für immer tabu?

Auf Zigaretten sollten Menschen mit Osteoporose ganz besonders verzichten, denn Rauchen schadet den Knochen auf zweierlei Weise. Erstens hemmt Nikotin bei Frauen die Östrogenproduktion, sodass die schützende Wirkung des Hormons beeinträchtigt wird. Zweitens verengen sich beim Rauchen feinste Blutgefäße, die sogenannten Kapillaren. Das verschlechtert die Versorgung der Knochen mit Nährstoffen. Studien zufolge haben Raucherinnen und Raucher ein messbar erhöhtes Risiko für einen Oberschenkelhalsbruch. Menschen, die bereits früh im Leben rauchen, haben später verglichen mit Nichtrauchern eine niedrigere Knochendichte. Alkohol schadet den Knochen ebenfalls. Er hemmt die Osteoblasten und beeinträchtigt den für den Knochenaufbau wichtigen Vitamin-D-Stoffwechsel. Zudem kurbelt Alkohol die Kalziumausscheidung über die Nieren an, sodass dem Körper der wichtige Mineralstoff verloren geht. Sie müssen mit Osteoporose aber nicht abstinent leben – ein Gläschen Wein oder Bier hin und wieder schadet den Knochen nicht. Das Gleiche gilt für Cola: Wenn Ihnen der Verzicht allzu schwerfällt, ist ein kleines Glas ab und zu in Ordnung. Achten Sie an solchen Tagen besonders darauf, kalziumreiche Lebensmittel zu sich zu nehmen. Kaffee zählt ebenfalls zu den sogenannten Kalziumräubern, weil das enthaltene Koffein die Aufnahme des Mineralstoffs im Darm hemmt. Trotzdem müssen Sie auf Kaffee nicht verzichten – Sie sollten es nur nicht übertreiben. Drei bis vier Tassen täglich sind noch in Ordnung, mehr sollte es möglichst nicht sein. Falls Sie ein Kalziumpräparat einnehmen, achten Sie darauf, dass der zeitliche Abstand zu Ihrer Tasse Kaffee etwa zwei Stunden beträgt.

Gut zu wissen

Tee enthält ebenfalls Koffein, das die Kalziumaufnahme hemmt. Zu den koffeinhaltigen Sorten zählen Schwarzer, Grüner und Weißer Tee.

5 Welche Rolle spielt das Körpergewicht?

Menschen mit Osteoporose sollten auf ein normales Gewicht achten und vor allem Untergewicht vermeiden – zu wenig zu wiegen, gilt als Risikofaktor für osteoporotische Knochenbrüche.

Vorausgesetzt, dass keine weiteren Risikofaktoren wie Bluthochdruck vorliegen, akzeptieren Fachleute bei älteren Frauen sogar leichtes Übergewicht zur Osteoporoseprävention: Ein BMI von 26 bis 28 bewirke bei regelmäßigem Sport eine Mehrbelastung des Skeletts, die den Knochenaufbau stimuliert. Starkes Übergewicht jedoch wirkt sich bei Osteoporose negativ aus, denn es belastet Knochen und Gelenke und schränkt die Beweglichkeit ein, was zu Stürzen führen kann.

6 Wie kann ich langfristig abnehmen und mich knochengesund ernähren?

Wer Gewicht reduzieren muss, sollte die tägliche Kalorienzufuhr verringern und sich gleichzeitig mehr bewegen: Verbrennt der Körper mehr Kalorien, als er mit der Nahrung aufnimmt, bringt das die Fettpolster zum Schmelzen. Krafttraining ist bei Osteoporose besonders gut: Es stärkt nicht nur die Knochen, sondern hilft beim Abnehmen, da jedes Plus an Muskelmasse den Grundumsatz steigert, also den täglichen Kalorienverbrauch in Ruhe. Eine knochenfreundliche Ernährung (siehe Seite 86) lässt sich mit dem Abnehmen gut vereinbaren – sofern der Kalziumbedarf nicht nur durch Käse, sondern auch viel grünes Gemüse gedeckt wird. Fertiggerichte, Fast Food, Chips und Schmelzkäse sind ohnehin zu meiden: Sie enthalten Phosphat, das den Knochenaufbau hemmt.

Achtung, Oxalsäure!

Auch Lebensmittel mit viel Oxalsäure stören den Knochenaufbau. Wer gern Amaranth, Portulak, Pfefferminze, Rhabarber, Sternfrucht, Mangold, Yamswurzel und Sauerampfer isst, sollte ganz besonders auf die Kalziumzufuhr achten.

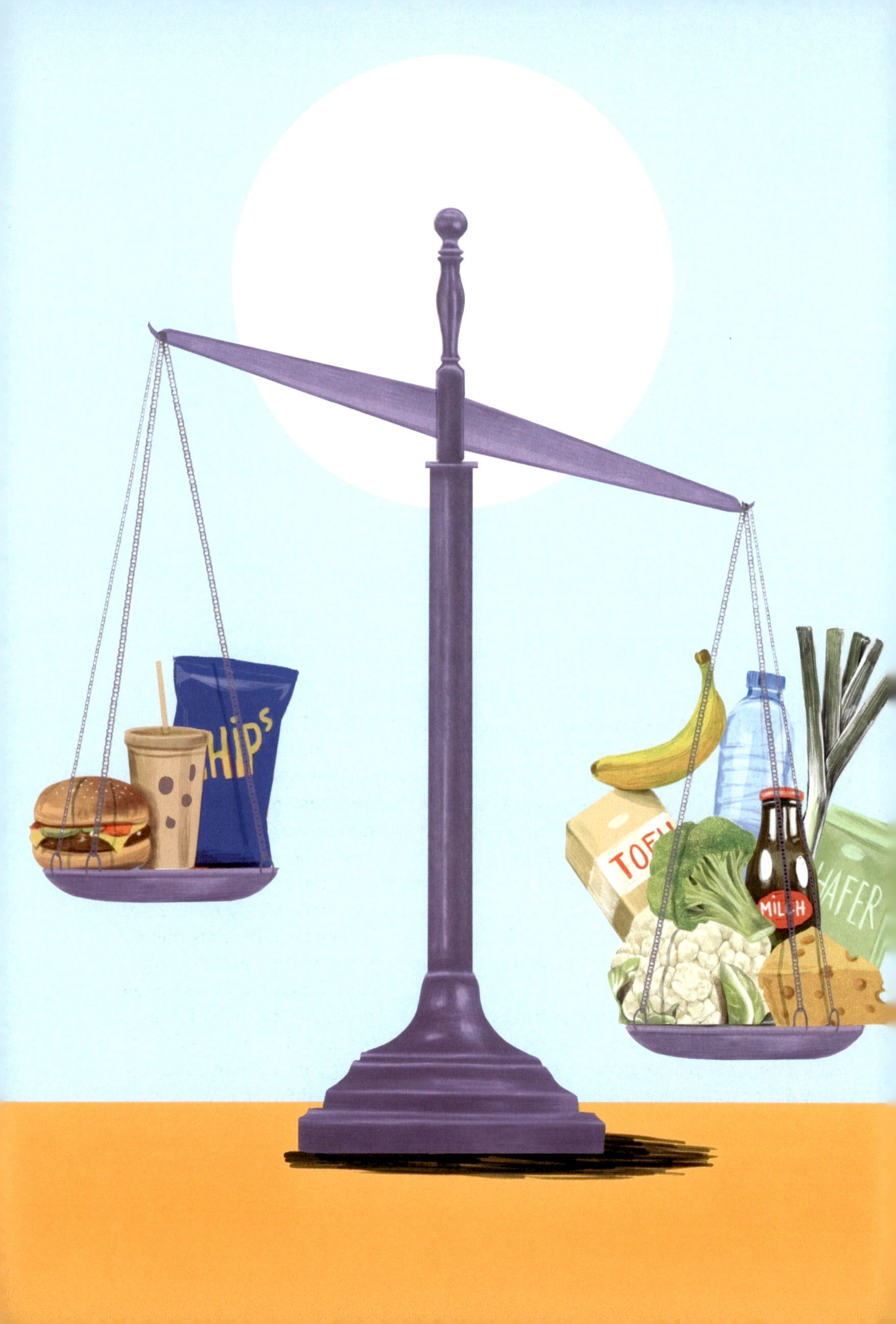
MILCH
HAFER

„Viel schlimmer als Kaffee ist Cola für die Knochen"

Warum muss man bei Osteoporose unbedingt beides zuführen, Vitamin D und Kalzium?

PROF. DR. HEIDE SIGGELKOW: Allein auf die Vitamin-D-Versorgung zu achten, reicht nicht aus. Der Körper braucht Kalzium – nicht nur für die Knochen, sondern auch für Haare, Haut und Stoffwechselprozesse. Damit der Darm Kalzium aus der Nahrung aufnehmen kann, ist Vitamin D erforderlich. Bei einem Vitamin-D-Mangel gelangen nur geringe Mengen Kalzium ins Blut, selbst wenn in der Nahrung eigentlich genug von dem Mineral steckt. Vitamin D zu nehmen, ohne gleichzeitig die Kalziumzufuhr sicherzustellen, wäre für die Knochen sogar schädlich.

Warum das?

SIGGELKOW: Vitamin D hat auch die Aufgabe, den Kalziumspiegel im Blut konstant zu halten. Das ist überlebenswichtig: Zirkuliert zu wenig Kalzium im Blut, kann es zu gefährlichen Herzrhythmusstörungen kommen. Um das zu verhindern, tut der Körper alles, um den Kalziumspiegel im Blut auf einem bestimmten Level zu halten. Liefert die Nahrung zu wenig Kalzium, müssen die Knochen Kalzium abgeben, um den erforderlichen Spiegel im Blut zu halten. Wie wichtig die Kalziumversorgung ist, wird oft unterschätzt. Doch täglich verlieren wir das Mineral über den Schweiß, den Stuhl, den Urin und die Haut. Und sobald das komplexe Zusammenspiel aus Vitamin D und Kalzium gestört ist, löst der Körper Kalzium aus den Knochen heraus, was bei Osteoporose natürlich fatal ist.

Ist es dann überhaupt sinnvoll, den Kalziumspiegel im Blut zu messen?
SIGGELKOW: Der Kalziumwert im Blut sagt tatsächlich nichts über den Zustand der Knochen aus. Wir brauchen ihn aber zur Differenzialdiagnostik, um andere Erkrankungen auszuschließen. Bei einer Überfunktion der Nebenschilddrüse etwa ist der Kalziumspiegel im Blut erhöht und das kann sich wiederum auf die Knochen auswirken.

Manche Lebensmittel werden als „Kalziumräuber" bezeichnet. Wie stehlen sie dem Körper das Mineral?
SIGGELKOW: Der Begriff ist interessant, denn die Lebensmittel lösen nicht direkt Kalzium aus den Knochen heraus. Sie beeinflussen aber die Kalziumversorgung – entweder weil sie die Aufnahme im Darm stören oder weil sie die Ausscheidung fördern. Der Körper scheidet Kalzium über die Nieren aus und deren Aktivität steuert Natrium bei. Wer viel Salz zu sich nimmt, also Natriumchlorid, steigert die Nierentätigkeit und damit auch den Kalziumverlust. Eine salzarme Kost verringert dagegen den Kalziumverlust über die Niere. Koffein gilt als Kalziumräuber, weil jede Tasse Kaffee die Kalziumaufnahme um vier bis sechs Milligramm verringert. Das ist bei einer ausreichenden Kalziumzufuhr aber kein relevantes Problem. Viel schlimmer als Kaffee ist Cola für die Knochen, und zwar nicht nur wegen des Koffeins. Das enthaltene Phosphat greift extrem in das knochenaufbauende System ein und senkt die körpereigene Vitamin-D-Bildung. Wer literweise Cola trinkt, führt eine Knochenerweichung herbei wie bei einer Rachitis.

Cola ist bei Osteoporose also tabu?
SIGGELKOW: Erkrankte müssen nicht komplett darauf verzichten. Mit Cola sollte aber am besten jeder umgehen wie mit Alkohol: ganz bewusst und nur in übersichtlichen Mengen trinken.

Was ist bei Osteoporose in Sachen Ernährung noch wichtig?
SIGGELKOW: Eine ausreichende Eiweißversorgung. Proteine sind wichtig für den Muskelaufbau, der ein entscheidender Teil der Therapie ist.

Sollten Menschen nach einer Osteoporose-Diagnose immer zu einer Ernährungsberatung gehen?
SIGGELKOW: Ja, das halte ich für sehr sinnvoll. Zumindest, um sich einmal klarzumachen, was der Körper alles braucht und was er aktuell eigentlich bekommt. Viele denken, sie ernährten sich ausgewogen. Aber schaut man genauer hin, könnte die Nährstoffversorgung oft besser sein. Vielen ist es zu kompliziert, sich darüber Gedanken zu machen oder auszurechnen, wie viel Kalzium sie zu sich nehmen. Gerade bei Älteren sind auch Vitamin B12, Folsäure und Vitamin K2 wichtig. Eine Ernährungsberatung kann Klarheit bringen. Ist die Beratung ärztlich verordnet, beteiligen sich die Krankenkassen in der Regel an

den Kosten. Viele Versicherungen bieten auch eigene Beratungen an.

Benötigen alle an Osteoporose Erkrankten Nahrungsergänzungsmittel?

SIGGELKOW: Ich bin immer dafür, die Zufuhr zuerst über die Ernährung zu regeln und erst zu Supplementen zu greifen, wenn das nicht klappt. Die Nährstoffe aus der Nahrung zu beziehen ist für den Körper einfach gleichmäßiger. Enthält eine Tablette zum Beispiel 1.000 Milligramm Kalzium, kann der Darm gar nicht alles auf einmal aufnehmen. Sich ausreichend mit Vitamin D zu versorgen, ist allerdings schwieriger, weil im Winter hier einfach das Sonnenlicht fehlt. Bei einem Mangel muss ein Nahrungsergänzungsmittel her.

Was tun, wenn es schwierig ist, genügend Kalzium zuzuführen, etwa bei veganer Ernährung?

SIGGELKOW: Mineralwasser ist eine sehr gute Kalziumquelle. Nimmt man ein Wasser mit 300 bis 400 Milligramm Kalzium pro Liter, kann man mit ein, zwei Flaschen am Tag schon einen Großteil des Bedarfs decken. Empfohlen sind 1.000 Milligramm Kalzium pro Tag, bei Osteoporose besser 1.200 Milligramm. „Viel hilft viel“ ist aber das falsche Motto: Kalzium-Überdosierungen sind gefährlich, weil dadurch das kardiovaskuläre Risiko steigt, also die Wahrscheinlichkeit für einen Herzinfarkt oder Schlaganfall. Mehr als 1.500 Milligramm Kalzium sollte man keinesfalls längerfristig zuführen. Passiert das mal an einem Tag, ist das zwar nicht schlimm, auf Dauer aber wirklich gefährlich.

Was gilt es in Sachen Ernährung und Osteoporose noch zu erforschen?

SIGGELKOW: Leider ist es schwierig, gute Ernährungsstudien durchzuführen. Sie lassen sich schlecht verblinden, müssen immer langfristig laufen und Fördermittel sind rar. Oft wollen nur Hersteller die Studien finanzieren, was wieder Probleme mit der Unabhängigkeit nach sich zieht. Wir wissen daher sicherlich längst nicht alles. Zum Beispiel ist der Effekt von Eiweiß auf den Knochenstoffwechsel noch nicht ganz klar. Vitamin D kombiniert mit Molkeprotein scheint für den Muskelaufbau besonders gut zu sein. Laut Studien aus Asien hängt auch die Vitamin-K-Versorgung mit der Knochendichte zusammen. Wir wissen noch nicht genug. Aber das ist interessant und dazu könnte es bald Neuigkeiten geben.

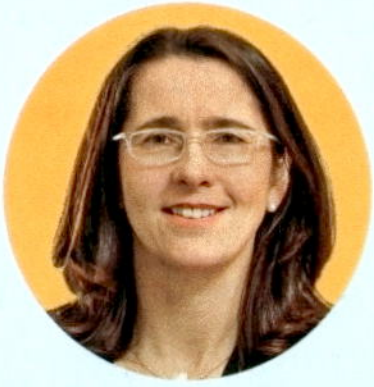

PROF. DR. HEIDE SIGGELKOW
Die Osteologin ist Fachärztin für Innere Medizin, Endokrinologie und Diabetologie sowie Ärztliche Leiterin des MVZ Endokrinologikum Göttingen. Als Professorin forscht und lehrt sie an der Universitätsmedizin Göttingen.

7 Welche Bewegungsabläufe festigen die Knochen?

Alle Bewegungen, die mechanische Kräfte auf die Knochen wirken lassen, regen deren Aufbau an. Zug und Druck fördern die Knochenbildung besonders gut. Deshalb sind manche Sportarten bei Osteoporose besser geeignet als andere. Der Bodenkontakt beim Joggen, Wandern, Treppensteigen, Zumba, Nordic Walking, Tanzen oder Seilspringen wirkt sich positiv auf den Knochenstoffwechsel aus. Wenig Belastung erfährt das Skelett dagegen beim Radfahren und Schwimmen. Diese Sportarten gelten zwar als gelenkschonend, verbessern die Situation der Knochen aber nicht wirklich. Machen Sie zweimal pro Woche Ausdauertraining und bewegen Sie sich im Alltag so oft wie möglich.

8 Welches Krafttraining stärkt die Knochen?

Knochen, die nicht belastet werden, verlieren an Festigkeit. Gezieltes Krafttraining zweimal pro Woche dagegen hilft, die Knochensubstanz zu erhalten. Eine Langzeitstudie an der Universität Erlangen bewies das eindrucksvoll: Ältere Frauen, die regelmäßig ein Kraftprogramm absolvierten, verloren im Laufe von 16 Jahren im Schnitt nur 1,8 Prozent ihrer Knochenmasse. Bei jenen, die nicht trainierten, verringerte sich die Knochendichte im selben Zeitraum um volle zehn Prozent – ein deutlicher Unterschied! Auch die Zahl der Knochenbrüche war bei den Sportlerinnen nur halb so groß. Krafttraining lohnt sich also. Und Sie müssen dafür nicht unbedingt ins Fitnessstudio gehen: Auch Übungen mit dem eigenen Körpergewicht oder mit Hilfsmitteln wie Hanteln aktivieren den Knochenaufbau. Fachleute empfehlen bei Osteoporose vor allem die Kräftigung der Bein-, Rumpf- und Rückenmuskeln.

Gut zu wissen

Studien zeigten, dass dynamische Übungen für die Knochen grundsätzlich besser sind als statische.

9 Was kann Sport noch bewirken?

Sport aktiviert nicht nur den Aufbau von Knochenmasse. Sie vermeiden durch regelmäßiges Training auch Übergewicht und bauen Muskeln auf, die Ihren Grundumsatz steigern, also den täglichen Kalorienverbrauch Ihres Körpers. Das klingt zwar paradox, da Muskeln schwerer sind als Fett. Mehr Muskelmasse bedeutet aber, dass Sie auch dann noch Kalorien verbrauchen, wenn Sie längst wieder gemütlich auf dem Sofa sitzen und sich vom Training erholen.

Regelmäßige, am besten tägliche Bewegung hilft außerdem, Stress zu reduzieren, was Ihren Knochen indirekt zugutekommt. Außerdem schüttet der Körper bei sportlicher Belastung Glückshormone aus – das hebt die Laune und macht Sie zufrieden und ausgeglichen. Falls Sie sich mit anderen zum Sport verabreden, verbessert der soziale Kontakt zudem nachweislich Ihre psychische Gesundheit.

Und dann wäre da noch der Beitrag zur Sturzprävention: Sportliche Menschen verfügen über eine bessere Koordination und ein besseres Gleichgewicht als unsportliche, was das Risiko eines Sturzes im Alltag verringern kann. Und falls Sie doch mal fallen, werden Sie sich geschickter abfangen können, wenn Sie grundsätzlich körperlich fit sind.

Verlegen Sie idealerweise zumindest einen Teil Ihres wöchentlichen Trainings nach draußen. So kurbeln Sie im Tageslicht beim Sport die körpereigene Produktion von Vitamin D in Ihrer Haut an, was zur Knochengesundheit beiträgt.

10 Geringe Belastung – welche Kraftübungen eignen sich?

Wer bereits Wirbelkörperbrüche erlitten hat, muss mit dem Sport vorsichtiger sein. Sprünge sind unbedingt zu vermeiden, ebenso Sportarten mit hohem Sturzrisiko. Ein Krafttraining an Geräten jedoch ist möglich. Wer keine Erfahrung damit hat, sollte sich geeignete Übungen und den Umgang mit den Fitnessgeräten von einer qualifizierten Trainerin oder einem Trainer zeigen lassen. Falsche Bewegungsabläufe führen ansonsten schnell zu gesundheitlichen Schäden.

Übungen für zu Hause

Diese drei Kraftübungen eignen sich für Menschen ohne körperliche Einschränkungen:

1

BEINHEBER

Ziel: Kräftigung der seitlichen Hüftmuskulatur

Ausführung: Stellen Sie sich mit geradem Rücken hinter einen Stuhl und halten Sie sich an der Rückenlehne fest. Nun spreizen Sie ein Bein gestreckt zur Seite ab, ohne Becken oder Rücken zu verdrehen. Kurz halten, dann wieder zurück und von vorn. Anschließend die Seite wechseln.

Wiederholungen: 2 x 10 pro Seite

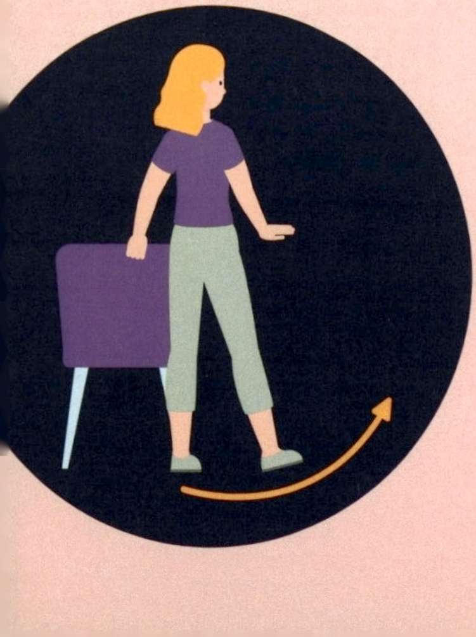

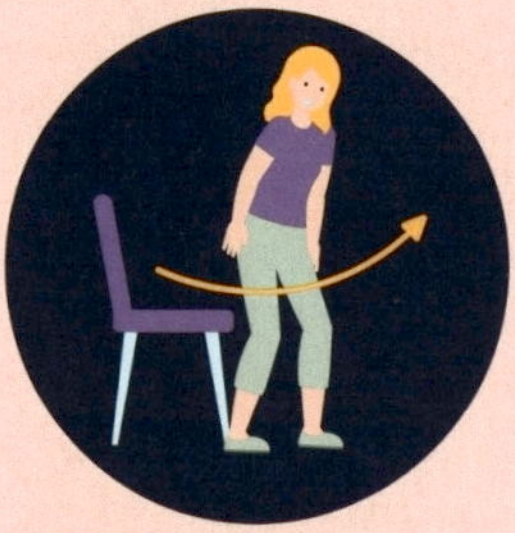

2

KNIEBEUGE

Ziel: Kräftigung von Oberschenkeln und Gesäß

Ausführung: Setzen Sie sich auf einen rutschfest stehenden Stuhl ohne Armlehnen. Die Füße stehen etwa hüftbreit fest auf dem Boden. Beugen Sie den Oberkörper leicht nach vorn. Dann stehen Sie auf, ohne sich mit den Armen abzustützen. Langsam wieder hinsetzen und direkt noch einmal.

Wiederholungen: 2 x 10

3

RUDERN

Ziel: Kräftigung von Armen, Schultern und Rücken

Ausführung: Setzen Sie sich auf einen Stuhl ohne Armlehnen und legen Sie ein Gymnastikband (Flexband) mittig um Ihre Fußsohlen. Halten Sie mit den Händen je ein Ende fest, strecken Sie die Beine aus und ziehen Sie das Band mit den Armen nach hinten, als würden Sie rudern. Die Arme langsam wieder strecken und von vorn!

Wiederholungen: 2 x 10

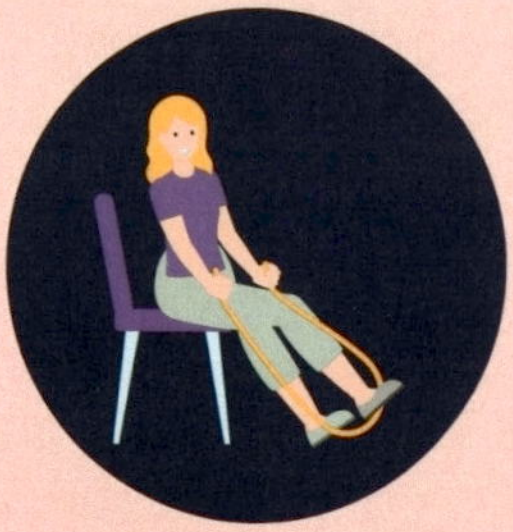

Sie hatten bereits einen Wirbelbruch? Dann helfen diese Übungen:

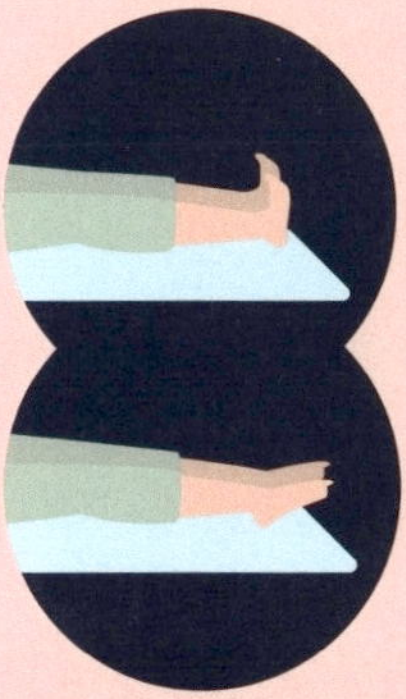

1

FUSSSTRECKER

Ziel: Aktivierung der Muskelpumpe, Förderung der Durchblutung

Ausführung: Setzen Sie sich auf eine Gymnastikmatte oder auf Ihr Bett, die Beine sind nach vorne ausgestreckt, die Zehenspitzen zeigen nach oben. Ziehen Sie nun bei gestreckten Beinen die Zehen beider Füße an den Körper heran. Anschließend die Zehen nach vorne strecken und die Bewegung im Sekundenrhythmus wiederholen.

Wiederholungen: 3 x 20

2

HANDTUCHWRINGER

Ziel: Kräftigung der Unterarme, Förderung von Beweglichkeit und Durchblutung

Ausführung: Rollen Sie ein kleines Handtuch zusammen und greifen Sie es mit beiden Händen. Nun drücken Sie im Sekundentakt kräftig zu und lockern den Griff anschließend wieder.

Wiederholungen: 3 x 20

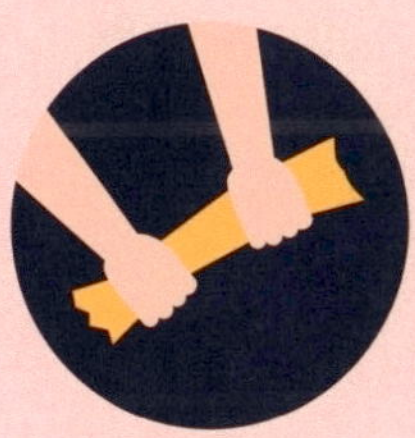

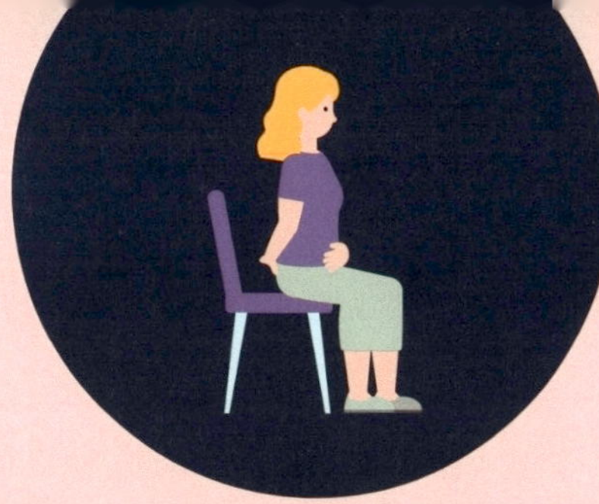

3

HANDATMER

Ziel: Schmerzlinderung, Verbesserung der Rippenbeweglichkeit

Ausführung: Setzen Sie sich möglichst aufrecht auf einen Stuhl ohne Armlehnen und legen Sie eine Hand auf Ihren seitlichen Rippenbogen, die andere auf den Bauch. Atmen Sie gegen leichten Widerstand Ihrer Hand tief durch die Nase ein und langsam durch den Mund wieder aus. Spüren Sie, wie sich die Rippen heben? Dann die Seite wechseln.

Wiederholungen:
8–10 Atemzüge pro Seite

Gut zu wissen

Mit Wirbelkörperbrüchen sind manche Bewegungen tabu – es kommt aber immer auf die Anzahl und Schwere der Frakturen an. Fragen Sie in Ihrer Arzt- oder Physiotherapiepraxis nach, welche Übungen speziell in Ihrem Fall erlaubt und gut für Sie sind.

Mit den folgenden Übungen trainieren Sie Ihr Gleichgewicht:

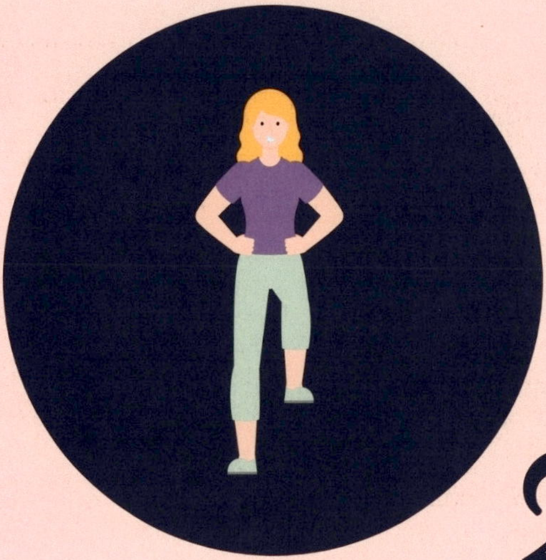

1

DIE STATUE

Stellen Sie sich mit geradem Rücken hüftbreit hin. Bauch rein, Brust raus! Nun heben Sie beide Arme u-förmig seitlich am Körper so an, dass die Handflächen zu Ihren Ohren zeigen und sich die Oberarme auf Schulterhöhe befinden. Drehen Sie langsam den Kopf und schauen Sie abwechselnd die linke und die rechte Handfläche an. Fortgeschrittene stellen die Füße enger zusammen, voreinander oder führen die Übung einbeinig aus.

2

OFFROAD

Suchen Sie sich beim Spazierengehen einen abwechslungsreichen Weg über Kopfsteinpflaster, Rasen, Sand oder anderen Untergrund. Nehmen Sie die verschiedenen Böden ganz bewusst wahr und stellen Sie sich zwischendurch für fünf bis zehn Sekunden auf nur ein Bein. Fortgeschrittene schließen beim Einbeinstand die Augen. Am nächsten Tag erhöhen Sie das Tempo, gehen auch mal rückwärts oder balancieren auf einer Bordsteinkante.

3

PINGUIN

Stellen Sie sich aufrecht hinter einen Stuhl. Knie- und Hüftgelenke sind leicht gebeugt, Ihre Arme hängen locker herab. Ziehen Sie nun die Zehenspitzen nach oben, sodass Sie nur noch auf den Fersen stehen. Falls Sie das Gleichgewicht verlieren, können Sie sich an der Stuhllehne festhalten. Nach einigen Sekunden Zehen wieder absenken und die Bewegung wiederholen. Am besten absolvieren Sie die Übung barfuß.

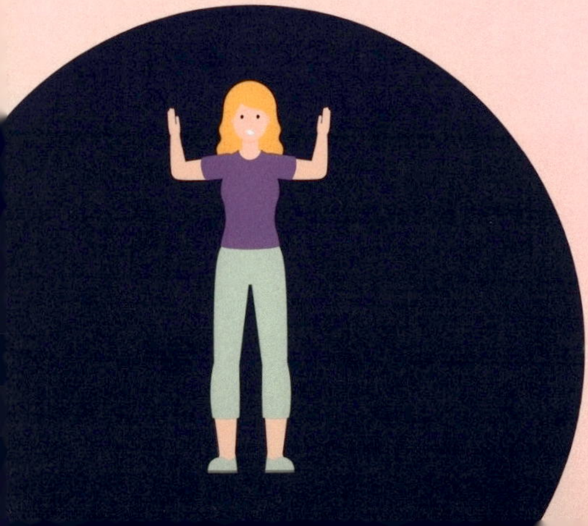

11 Sturzprophylaxe – wie verbessere ich mein Gleichgewicht?

Sport ist bei Osteoporose das A und O. Denn je fitter Sie sind, desto unwahrscheinlicher ist es, dass Sie stürzen und sich etwas brechen. Falls es trotzdem zu einem Stolpersturz kommen sollte, kommen Sie glimpflicher davon, wenn Sie fit sind: Trainierte Menschen fallen „besser“ als untrainierte – etwa, weil sie sich geschickter abrollen. Regelmäßig zu trainieren, um auch im Alter fit zu bleiben, zahlt sich also aus. Ihre Muskeln haben Sie nun schon gekräftigt, damit Ihre Knochen wieder fester werden und Sie sicherer gehen. Doch wie steht es um Ihr Gleichgewicht? Das ist ebenso wichtig wie Muskelkraft, um sich sicher durch den Alltag zu bewegen. Ihr Gleichgewichtsorgan befindet sich übrigens in Ihrem Ohr, genauer gesagt im Innenohr. Es besteht aus den sogenannten Bogengängen, drei kurvigen Kanälen, die mit einer Flüssigkeit gefüllt und jeweils für die Wahrnehmung unterschiedlicher Bewegungsrichtungen zuständig sind. In einem Ende jedes Ganges befinden sich feine Sinneshärchen, die bei Bewegung von der herumschwappenden Flüssigkeit in verschiedene Richtungen gebogen werden und diesen Reiz ans Gehirn senden. Was viele nicht wissen: Mit dem Älterwerden lässt der Gleichgewichtssinn nach, sodass es eher zu Schwindel („Altersschwindel“), Gangunsicherheiten und Stürzen kommt. Doch der Gleichgewichtssinn lässt sich trainieren, was die Alterungsprozesse im Innenohr verlangsamt. Balanceübungen können Sie zu Hause oder unterwegs absolvieren. Wichtig ist nur, dass Sie sie regelmäßig machen. Suchen Sie sich für jeden Tag zwei verschiedene Übungen aus.

Alles sicher?

Was daheim zur Stolperfalle werden könnte, wie Sie Ihr Zuhause sicherer machen und was Stürzen unterwegs vorbeugt, lesen Sie ab Seite 54.

Gut zu wissen

Beginnen Sie langsam und mit wenigen Wiederholungen und steigern Sie Dauer und Intensität der Übungen nach und nach. Ein Übungstagebuch kann zum Durchhalten motivieren.

12 Nach einem Wirbelbruch – welche Tipps helfen für zu Hause?

Wie Sie sich nach einem Wirbelkörperbruch am besten verhalten, hängt von der Schwere der Fraktur, der Behandlung und Ihrer Verfassung ab. Besprechen Sie mit Ihrer Ärztin oder Ihrem Arzt, welche Bewegungen und Übungen zu Hause erlaubt sind und worauf Sie achten sollten. Mehr als zwei, drei Tage Bettruhe sollten Sie vermeiden, sonst schwinden Ihre Muskeln und das Risiko für Stürze steigt. Wenn Sie akute Schmerzen mithilfe von Schmerzmitteln im Griff haben, ist leichte Bewegung das Beste. Heben und Tragen sowie ein starkes Verkrümmen oder Verdrehen der Wirbelsäule sollten Sie genauso vermeiden wie ruckartige Bewegungen. Wann immer Sie auf einem Stuhl sitzen, setzen Sie sich aufrecht hin und so, dass Ihr Gesäß Kontakt zur Lehne hat. Ein kleines Kissen stützt die Lendenwirbelsäule. Bleiben Sie aber nicht zu lange in dieser Position sitzen, sondern stehen Sie jede halbe Stunde auf und bewegen Sie sich etwas. Muskelverspannungen lockern sich durch Wärme. Zum Schlafen legen Sie sich am besten auf die Seite. Wenn Sie nur auf dem Rücken schlafen können, platzieren Sie ein kleines Kissen unter Ihren Kniekehlen, das entlastet die Wirbelsäule. Ihr Kopfkissen sollte nicht zu hoch sein, die Matratze zu Körpergewicht und Schlafvorlieben passen. Sind Sie am Rücken operiert worden, ist ab drei Wochen danach leichtes Ausdauertraining wie Schwimmen erlaubt.

Richtig bewegen

- **Bücken:** Gehen Sie mit geradem Rücken in die Knie, statt den Oberkörper vorzubeugen.
- **Umdrehen:** Drehen Sie den ganzen Körper, statt die Wirbelsäule zu rotieren.
- **Heben:** Halten Sie Gegenstände nah am Körper oder bitten Sie jemanden um Hilfe.
- **Abstellen:** Beugen Sie die Knie statt den Rücken und lagern Sie Schweres auf Hüfthöhe.

13 Gibt es spezielle Hilfen für die Wirbelsäule?

Fachleute unterscheiden zwischen stabilen und instabilen Wirbelbrüchen. Bei den stabilen Wirbelbrüchen sind die Nerven nicht beschädigt. Instabile Frakturen jedoch können zu Schäden am Wirbelkanal führen, in dem sich das Rückenmark befindet.
Damit keine Folgeerscheinungen wie zum Beispiel Lähmungen auftreten, ist es bei einer instabilen Fraktur besser, die Wirbelsäule operativ zu stabilisieren. Bei stabilen Wirbelbrüchen genügt oft eine konservative Therapie. Diese setzt auf Schmerzmittel oder spezielle Rückenorthesen, welche die Wirbelsäule aufrichten und die Rückenmuskeln unterstützen. Es gibt zwei Arten von Orthesen, aktive und passive. Aktive Orthesen helfen, die Haltung zu verbessern, indem sie die Bauch- und Rückenmuskeln aktivieren.
Passive Orthesen, die vor allem bei starken Schmerzen zum Einsatz kommen, ähneln einem Stützkorsett. Sie entlasten die verspannten Muskeln eher, anstatt sie zu kräftigen. Beide Orthesenformen richten den Rücken auf, erleichtern das Atmen und tragen nachweislich zur Sturzprophylaxe bei.
Physiotherapie ergänzt die Behandlung und sollte nach einer Wirbeloperation ebenfalls erfolgen.

14 Welche OP-Verfahren gibt es bei Wirbelbrüchen?

Die Chirurgie hat zwei Möglichkeiten, eingebrochene Wirbel wirksam wieder aufzurichten. Beide Methoden können unter örtlicher Betäubung erfolgen.
Eine Methode ist die sogenannte Vertebroplastie: Hierbei wird flüssiger Knochenzement mithilfe einer Nadel in die Hohlräume des eingefallenen Wirbelkörpers injiziert, verteilt sich dort und härtet aus. Die andere Methode ist die Kyphoplastie. Hierbei wird, ebenfalls minimalinvasiv, mittels eines Ballons im gebrochenen Wirbelkörper zuerst ein Hohlraum geschaffen und dieser anschließend mit Knochenzement gefüllt.
Welche der beiden Methoden in Ihrem Fall geeignet ist, entscheidet Ihr Facharzt.

OSTEOPOROSE-QUIZ

Testen Sie Ihr Wissen!

Jetzt wissen Sie, was Sie selbst alles für Ihre Knochen tun können. Doch können Sie sich noch an alles erinnern? Testen Sie Ihr Wissen mit unserem kleinen Quiz:

1 Welches Lebensmittel ist ein guter Kalziumlieferant?

- a) Grüner Tee
- b) Lebertran
- c) Grünkohl

2 Welche Lebensmittel zählen zu den Kalziumräubern?

- a) Rhabarber, Sauerampfer und Mangold
- b) Brokkoli, Grünkohl und Fenchel
- c) Vollkornbrot, Rapsöl und Salz

3 Welche Sportart hilft beim Knochenaufbau?

- a) Schwimmen
- b) Tanzen
- c) Fahrradfahren

4 Wie oft sollten Sie Krafttraining absolvieren?

- a) einmal im Monat
- b) immer um Mitternacht
- c) zweimal in der Woche

5 Was kann bei Wirbelkörperbrüchen helfen?

- a) Knochenzement
- b) Gelenkbeton
- c) Knorpelasphalt

AUFLÖSUNG:

1 ⓒ ist richtig:
Grünes Gemüse enthält viel Kalzium. Lebertran liefert kein Kalzium, dafür aber die zweite wichtige Komponente für den Knochenaufbau: Vitamin D. Das Koffein im Grünen Tee entzieht dem Körper Kalzium, weil es die Nierentätigkeit ankurbelt.

2 ⓐ ist richtig:
Diese Pflanzen enthalten Oxalsäure, die Kalzium an sich bindet, sodass der Körper es nicht mehr verwenden kann. Sie sollten daher nur in Maßen verzehrt werden.

3 ⓑ ist richtig:
Zug- und Druckbelastungen auf den Knochen regen dessen Aufbau an. Beim Schwimmen und auf dem Fahrrad entstehen diese Kräfte kaum, weil man sein eigenes Körpergewicht nicht tragen muss. Besser sind Joggen, Tanzen, Wandern, Nordic Walking.

4 ⓒ ist richtig:
Muskeln wachsen nur, wenn sie regelmäßig gefordert werden. Einmal im Monat Krafttraining zu machen sorgt zwar für Muskelkater, reicht aber nicht. Und die Uhrzeit spielt keine Rolle. Trainieren Sie aber zweimal pro Woche, gibt's Muckis.

5 ⓐ ist richtig:
Mit Knochenzement lassen sich eingebrochene Wirbelkörper wieder aufrichten. Es gibt zwei OP-Methoden, sie heißen Vertebroplastie und Kyphoplastie.

Notizen

Veränderung geschieht durch Bewegung und Bewegung heilt.

JOSEPH PILATES

5

Die Psyche stärken

Stress mindern und Angst begegnen

Wussten Sie, dass chronischer Stress Ihren Knochen schadet? Lernen Sie in diesem Kapitel, wie Sie alltägliche Herausforderungen und Ärgernisse in Zukunft einfach an sich abperlen lassen. Außerdem finden Sie auf den folgenden Seiten Strategien, um besser mit der Angst vor dem nächsten Bruch umzugehen.

1 Schmerz lass nach – aber wie?

Schmerz ist ein wichtiges Signal des Körpers. Er will uns sagen: Hier stimmt etwas nicht. Bei einer chronischen Erkrankung wie Osteoporose kommt es häufig auch zu chronischen Schmerzen. So nennen Fachleute Schmerzen, die länger als drei bis sechs Monate andauern und ihre biologisch sinnvolle Warnfunktion verloren haben. Mittlerweile wird chronischer Schmerz als eigenständige Erkrankung angesehen.

Bei Osteoporose können vor allem Rückenschmerzen chronisch werden. Sie entstehen, weil bei Wirbelbrüchen die Nerven der Knochenhaut gereizt sind und die Rückenmuskulatur aufgrund des zunehmenden Rundrückens überlastet ist. Ständig Schmerzen zu haben, ist zermürbend – das tägliche Leid dämpft die Lebensfreude, führt zu Erschöpfung, gibt Betroffenen ein Gefühl von Hilflosigkeit und kann zu depressiven Verstimmungen führen. Es ist daher wichtig, von Anfang an etwas gegen die Schmerzen zu unternehmen. Schmerzmittel wie Diclofenac oder Ibuprofen sorgen dafür, dass das Schmerzempfinden nachlässt, sie sollten aber nicht dauerhaft eingenommen werden. Besprechen Sie mit Ihrer Ärztin oder Ihrem Arzt, was zu tun ist, wenn Sie unter chronischen Schmerzen leiden – vorübergehend kann er stärkere Mittel verschreiben.

Verspannten Muskeln tut Wärme gut, aber auch leichte Bewegung. Sich bei Schmerzen gar nicht mehr zu bewegen, macht sie oft nur noch schlimmer. Eventuell kommt bei Osteoporose auch eine gezielte Schmerztherapie infrage – lassen Sie sich beraten.

2 Die Angst vor dem nächsten Bruch – wie kann ich sie überlisten?

Die Angst, sich wieder einen Knochen zu brechen, begleitet viele Menschen mit Osteoporose durch den Tag. Angstzustände nach den Wechseljahren hängen einer italienischen Studie zufolge sogar mit der Wahrscheinlichkeit für Knochenbrüche zusammen. Aus Angst nichts mehr zu unternehmen oder keinen Sport mehr zu treiben, ist aber keine Lösung, im Gegenteil: Dann geraten Sie in eine

Abwärtsspirale. Denn wer nicht mehr aktiv am Leben teilnimmt, riskiert, dass die Knochendichte weiter sinkt und das Sturzrisiko aufgrund mangelnder Fitness steigt. Geben Sie der Angst also keine Chance und bleiben Sie trotz Osteoporose so aktiv wie möglich. Und wenn die Angst zur Belastung wird, suchen Sie sich Hilfe. Sie können in Ihrer Arztpraxis fragen, zu einer Beratungsstelle gehen oder eine psychotherapeutische Praxis aufsuchen. Auch der Austausch mit Gleichgesinnten in einer Selbsthilfegruppe tut gut (siehe Seite 114).

3 Welche psychologische Unterstützung gibt es?

Osteoporose belastet viele Patientinnen und Patienten auch psychisch. So machen sie sich Sorgen über den Verlauf oder fürchten sich vor einem Witwenbuckel. Sie haben Angst vor möglichen Nebenwirkungen ihrer Medikamente oder vor dem nächsten Knochenbruch. Wenn Sie die Diagnose derart belastet, dann nehmen Sie diese Gefühle ernst. Und lassen Sie sich helfen, gegebenenfalls von Profis. Familie und Freundeskreis sind bereits ein wichtiges soziales Netz, das Sie gut auffangen kann. Doch scheuen Sie sich nicht, auch professionelle Hilfe in Anspruch zu nehmen. Osteoporosezentren in großen Kliniken und Krankenhäusern bieten häufig auch psychologische Unterstützung an. Fragen Sie einfach nach! Oder erkundigen Sie sich in Ihrer Hausarztpraxis nach Beratungsangeboten. Wenn Sie wegen Ihrer Osteoporose eine Reha machen, dann nutzen Sie die Angebote vor Ort, um sich auch um Ihre psychische Gesundheit zu kümmern. Sollte die Diagnose bei Ihnen bereits depressive Symptome wie Müdigkeit, Reizbarkeit, Lust- und Antriebslosigkeit, Konzentrationsprobleme oder Schlafstörungen hervorgerufen haben, kann eine Psychotherapie sinnvoll sein. Wichtig ist, dass Sie rechtzeitig aktiv werden und sich helfen lassen, wenn Sie durch die Diagnose in ein Loch gefallen sind, aus dem Sie allein nicht wieder herauskommen.

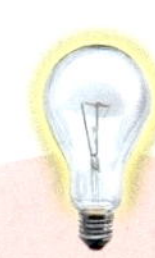

Gut zu wissen

Einer deutschen Studie zufolge, für die fast 80.000 Patientinnen und Patienten befragt wurden, gilt Osteoporose als ein großer Risikofaktor für die Entwicklung einer Depression.

Empfehlenswerte Entspannungstechniken

Es gibt eine ganze Reihe von Techniken, die Körper und Geist in Einklang bringen, Stress abbauen und Schmerzen lindern können. Hier stellen wir Ihnen die wichtigsten Methoden kurz vor.

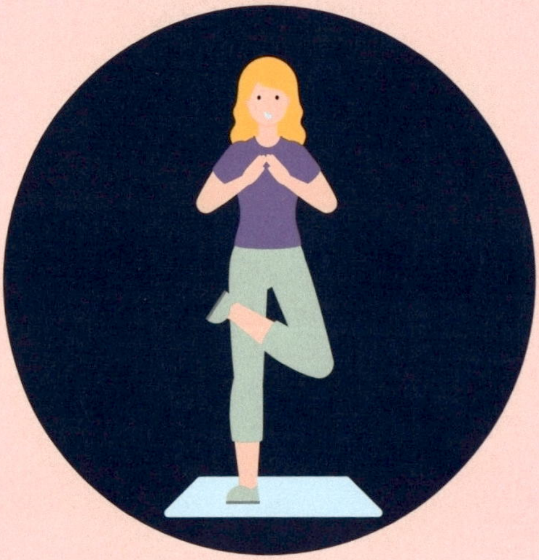

YOGA

Die Yogalehre geht davon aus, dass erst die Betrachtung des Inneren und die Bewegung des Körpers gemeinsam den Menschen gesund und stark machen. Sie besteht aus vier Fundamenten: Körperübungen (Asanas), Atemübungen (Pranayama), Meditation und Entspannung. Yoga ist für jeden geeignet, unabhängig vom Fitnesslevel, weil Yoga-Übungen sich dem Körper anpassen und nicht umgekehrt. Auch andere fernöstliche Trainingsformen wie Tai-Chi und Qigong sind empfehlenswert, weil ihr Fokus neben der sanften Bewegung auch auf der Entspannung liegt.

Gut zu wissen

Viele Krankenkassen bieten mittlerweile eigene Kurse an, in denen Sie die genannten Entspannungsmethoden erlernen können. Für Mitglieder sind diese kostenlos. Auch entsprechende Kurse an Volkshochschulen werden häufig bezuschusst. Fragen lohnt sich also.

MBSR (MINDFULNESS-BASED STRESS REDUCTION)

Das achtwöchige Stressbewältigungstraining wurde 1979 von Prof. Dr. Jon Kabat-Zinn in den USA entwickelt. Es soll Menschen mit chronischen Beschwerden Achtsamkeit lehren, sodass sie mit Stress besser umgehen können.

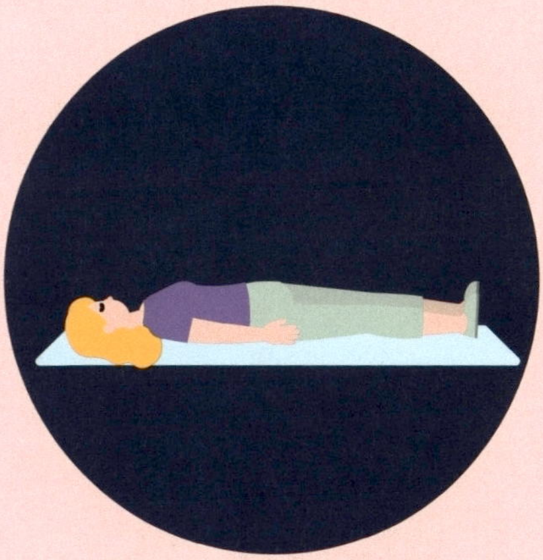

AUTOGENES TRAINING

Mit dieser Technik können Sie sich mit Ihrer eigenen Vorstellungskraft in einen Zustand tiefer Entspannung versetzen. Das baut Stress ab, lindert sogar Schlafprobleme, baut Muskelverspannungen ab und hat einen positiven Einfluss auf Magen-Darm-Störungen, Kopfschmerzen und Migräne. Für Anfänger ist es am besten, die gedanklichen „Körperreisen" in einem Kurs zu erlernen. Später kann man die Übungen auch ganz einfach selbst praktizieren.

MEDITIEREN

Wer meditieren kann, beeinflusst Aufmerksamkeit und Bewusstsein so, dass ein tiefes Gefühl innerer Ruhe entsteht. Das schützt die Psyche vor Stress. Die Techniken kann jeder lernen, es gibt zahlreiche Ratgeber oder Tipps im Internet.

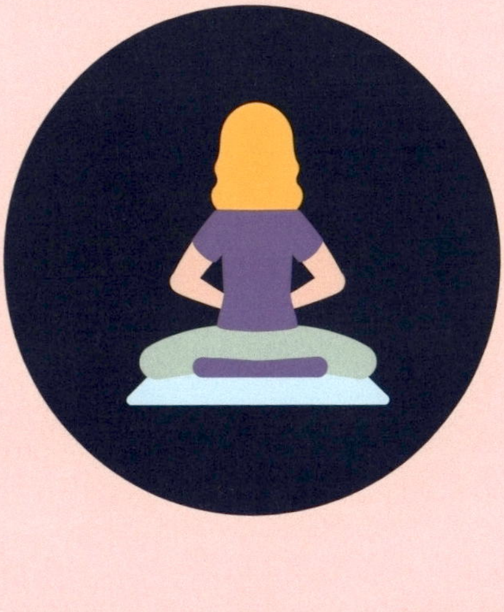

PROGRESSIVE MUSKELENTSPANNUNG NACH JACOBSON

Diese Methode, auch Progressive Muskelrelaxation (PMR) genannt, ist besonders leicht zu erlernen. Das Ziel ist, über lockere Muskeln die Nerven zu entspannen und Stress besser zu bewältigen. Dazu wird eine Körperregion nach der anderen erst bewusst und kräftig angespannt, dann wieder entspannt – möglichst in gleichbleibendem Rhythmus. Die Übungen können immer und überall durchgeführt werden und verbessern auch Körperwahrnehmung und Konzentrationsfähigkeit.

ATEMÜBUNGEN

Einatmen, ausatmen, Pause – eine tiefe, gleichmäßige Bauch- und Zwerchfellatmung ist einfach zu lernen und eine sehr effektive Methode, um schnell zu entspannen. Gut geeignet für Situationen, in denen alles zu viel wird.

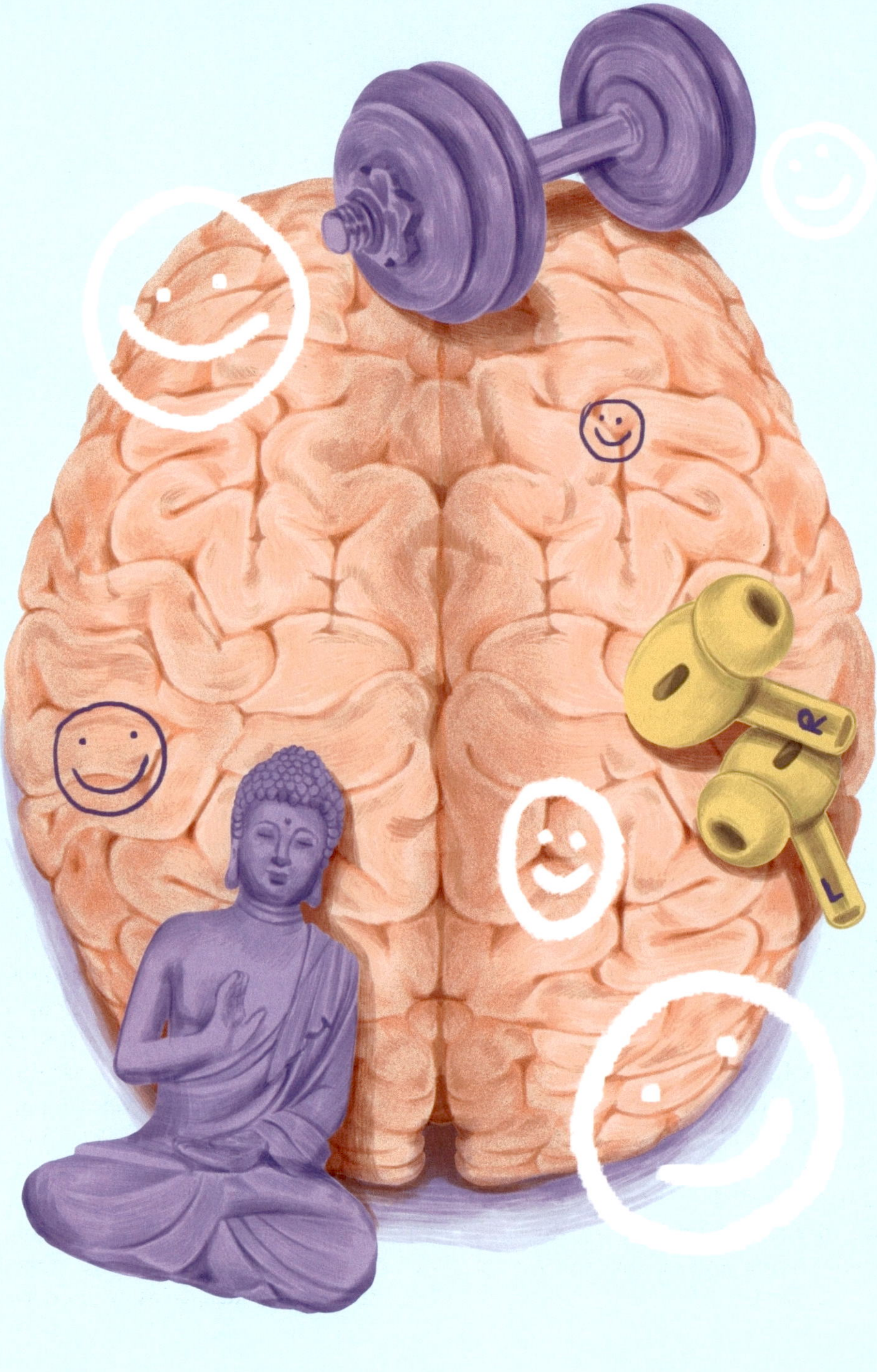
R
L

„Dauerstress verändert die Qualität der Knochen“

Inwiefern beeinflusst Stress die Knochengesundheit?

PROF. DR. PIA-MARIA WIPPERT: Wir müssen zunächst klären, was Stress überhaupt ist. Denn er ist nicht für alle gleich. Stress ist ein Reiz, der als belastend empfunden wird, weil er uns herausfordert oder sogar überfordert. Nur wenn wir nicht gut mit einem Reiz umgehen können, fühlt er sich bedrohlich an. Auch die Art des Stressors, Zeitpunkt, Dauer, Frequenz und Intensität der Stresserfahrung spielen eine Rolle. Wir wissen heute, dass Menschen in bestimmten Lebensphasen besonders empfindlich auf Stressoren reagieren. Was wir in der frühen Kindheit und in der Jugend erleben, bestimmt oft für den Rest unseres Lebens, wie wir auf Stress reagieren.

Und wie reagiert der Körper auf Stress?

WIPPERT: Wir können Stress auf verschiedenen Ebenen und in jeder Zelle messen. Das Herz-Kreislauf-System reagiert auf Stress, das Nervensystem, der Stoffwechsel. Auch die Hormonachsen werden durch Stress beeinflusst. All diese Systeme sind fein aufeinander abgestimmt – bei einer Überlastung des einen verändern sich auch die anderen. Sind alle Systeme durch extremen Stress ohne ausreichende Erholung verändert, sprechen wir von allostatischer Last, einer physiologischen Überbeanspruchung, die Folgen hat. Im Gehirn etwa schrumpft der Hippocampus, weil Zellen absterben, und das Depressionsrisiko steigt. Stress begünstigt Adipositas, belastet das Herz-

Kreislauf-System und schwächt das Immunsystem. Auch im Knochenstoffwechsel kommt es zu Veränderungen.

Wie sehen die aus?

WIPPERT: Eine wichtige Hormonachse, die sogenannte Hypothalamus-Hypophysen-Nebennierenachse, verändert sich und ist entweder zu aktiv oder zu wenig aktiv. Dadurch verschiebt sich die Cortisolkonzentration, die wiederum Einfluss auf Rezeptoren des Knochenstoffwechsels hat. Auch die Konzentration und Balance verschiedener Neurotransmitter – Botenstoffe, über die Nervenzellen miteinander kommunizieren – verändern sich. Es würde zu weit führen, das im Detail zu erklären. Wir konnten aber in eigenen Studien zeigen, dass die Nervenfaserdichte im Knochen unter Stress steigt, während die Plastizität, also die Anpassungsfähigkeit der Nerven, abnimmt. Ebenso steigt der Knochenumsatz, wobei sich allerdings weniger Schlüsselrezeptoren bilden. So verändert sich der Knochenstoffwechsel insgesamt und unter Dauerstress überwiegen Abbauprozesse.

Wie lässt sich Stress vermeiden?

WIPPERT: Vermeiden kann man Stress und Belastungen nicht. Aber jeder kann lernen, besser damit umzugehen. Wichtig ist zunächst, sich bewusst zu machen, was einen belastet, wann man sich unwohl fühlt, wann alles zu viel wird. Wer etwas gegen Stress tun will, sollte sich wie Sherlock Holmes auf die Suche begeben und seine individuellen Stressoren identifizieren. Am besten schreibt man alles genau auf: Was war der Reiz? Und welche Ressource fehlte, um die Situation besser zu meistern?

Wie geht es nach dem Aufschreiben weiter?

WIPPERT: Dann kann man mit unterschiedlichen Techniken arbeiten, um sich in stressigen Situationen zu entlasten. Entspannungs- oder Imaginationsübungen zum Beispiel lassen sich leicht lernen – gegebenenfalls mit professioneller Hilfe. Doch nicht nur durch das Steuern von Verhalten und Emotionen können wir Stress abbauen, sondern auch durch Bewegung. Sport beeinflusst die Hypothalamus-Hypophysen-Nebennierenachse ebenfalls, denn es kommt während körperlicher Aktivität zu einer Cortisolausschüttung und einer Gegenregulation. Menschen, die gut trainiert sind, produzieren in akuten Stresssituationen weniger Cortisol als Untrainierte. Bewegung kann also die Hormonachsen wieder ins Gleichgewicht bringen. Zudem beeinflusst sie den Knochenstoffwechsel positiv. Beim Sport kommt es zu einer vermehrten Ausschüttung des Proteins Osteocalcin, das Kalzium bindet und am Knochenaufbau beteiligt ist. Außerdem aktiviert Bewegung das Enzym Alkalische Knochen-Phosphatase, das als Maß für die Osteoblasten-Aktivität gilt.

Wie motiviert man sich zu mehr Bewegung?

WIPPERT: Wer aufgrund der Osteoporose-Diagnose mehr Sport treiben möchte, aber sich nicht aufraffen kann, sollte sich einen Sport suchen, der wirklich Freude macht. Welche Aktivität fühlt sich gut an, was macht richtig Spaß? Da wird jeder etwas finden. Dann ist wichtig, klein anzufangen, die Hürden so niedrig wie möglich zu halten und sich nur langsam zu steigern. Also nicht gleich im Fitnessstudio anmelden, sondern erst mal die Laufschuhe mit zur Arbeit nehmen und auf dem Heimweg zehn Minuten spazieren gehen. In der nächsten Woche werden es 20 Minuten, dann 30. Man sollte sich bewusst Auszeiten für seinen Sport nehmen und eine Routine daraus machen, ohne sich zu überfordern. Manche tun sich gern mit Gleichgesinnten zusammen. Die finden sich über Nachbarschaftsnetzwerke oder in Vereinen in der Nähe. Andere motiviert es, einen Personal Trainer zu buchen. Wichtig ist auch, mehr Bewegung in den Alltag zu bringen: Treppe steigen statt Aufzug fahren oder kurze Strecken mit dem Fahrrad zurücklegen. Ich empfehle auch immer gern die „Naturpille": einen Spaziergang im Wald. Schon 20 Minuten senken nachweislich den Cortisolspiegel.

Wie werden die Sporteinheiten zur Gewohnheit?

WIPPERT: Das dauert eine Weile. Damit es klappt, sollte man sich am Anfang Termine für den Sport in den Kalender schreiben, sozusagen Dates mit sich selbst. Diese sind so ernst zu nehmen wie ein Geschäftstermin. Wenn es klappt, darf man sich eine kleine Belohnung gönnen. Irgendwann nach ein paar Wochen wird man die Verabredung mit sich selbst lieb gewinnen und gelernt haben, wie gut die Bewegung tut. Von da an ist es etwas einfacher.

Wie sollten Menschen mit Osteoporose beim Sport mit ihrer Angst vor Stürzen und Brüchen umgehen?

WIPPERT: Indem sie sich bewusst machen, was genau ihnen Angst macht: Wann überkommt einen die Angst, zu fallen? Was würde passieren, wenn es wirklich eintreten würde? Körperliche Aktivität aus Angst vor Brüchen zu vermeiden, ist bei Osteoporose keine Lösung. Im Gegenteil – die Sturz- und Bruchgefahr wächst dadurch nur weiter. Um Unfällen vorzubeugen, ist es sehr wichtig, den Alltag aktiver zu gestalten und das neue Aktivitätslevel langfristig zu halten. Denn eine gute neuromuskuläre Kontrolle und Koordinationsfähigkeit beugen Stürzen wirksam vor. Wer sich regelmäßig bewegt, erlangt mehr Sicherheit.

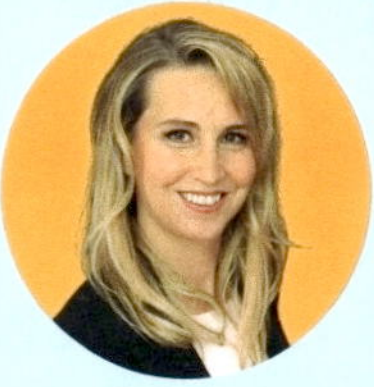

PROF. DR. PIA-MARIA WIPPERT
Die Wissenschaftlerin lehrt seit 2010 an der Universität Potsdam und leitet dort die Professur für Medizinische Soziologie und Psychobiologie. Sie erforscht unter anderem, wie sich Stressoren auf den Körper auswirken und Dauerstress Krankheiten mitverursacht.

4 Abnehmen, Sport, entspannen – wie schafft man es, am Ball zu bleiben?

Zugegeben: Das mit dem Abnehmen, Sporttreiben und Stressreduzieren liest sich so leicht. Aber niemand ändert von heute auf morgen seine Gewohnheiten. Mit diesen Tipps klappt es besser:

- Setzen Sie sich kleine **Zwischenziele** anstelle eines weit entfernten Ziels. Beispiel: „Ich gehe jeden Tag 15 Minuten spazieren. Bis zum zweiten Stock nehme ich die Treppe, nicht den Aufzug."
- Gönnen Sie sich zwischendurch eine **Belohnung**, etwa einen Spaziergang zu Ihrer Lieblingseisdiele.
- Planen Sie das Krafttraining oder den Spaziergang immer zur selben Zeit am selben Wochentag ein. So gewöhnen Sie sich schneller daran und der Termin wird bald zur **Routine**.
- Setzen Sie beim Sport auf **Verabredungen** und nehmen Sie diese Termine ernst. Sport in der Gruppe motiviert und macht meist mehr Spaß.
- Konnten Sie der kalten Cola samt Fast Food nicht widerstehen? Denken Sie jetzt nicht, danach sei alles egal. Akzeptieren Sie **Rückschläge** und machen Sie es einfach am nächsten Tag besser.
- Erzählen Sie in Ihrer Familie und im **Freundeskreis**, dass Sie jetzt regelmäßig Krafttraining machen. Wetten, die Angehörigen erkundigen sich beim nächsten Treffen nach Ihren Fortschritten und motivieren Sie so, dranzubleiben?
- Auch Ihr **Equipment** kann Sie unterstützen. Stellen Sie Ihre Sportschuhe direkt neben die Wohnungstür. Nutzen Sie Ihr Smartphone als Schrittzähler.

5 Aktiv trotz Osteoporose – warum ist eine Selbsthilfegruppe sinnvoll?

Selbsthilfegruppe – doch nicht für mich! So reagieren viele, die diesen Vorschlag zum ersten Mal hören. Sie befürchten, die Mitglieder einer Selbsthilfegruppe würden sie psychisch nur runterziehen. Sie sehen keinen Sinn darin, sich die Krankengeschichte anderer Leute anzuhören, wo sie doch mit ihrer eigenen genug zu kämpfen haben. Sie irren sich! Eine Selbsthilfegruppe kann bei einer chronischen Erkrankung wie Osteoporose extrem nützlich sein. Vor allem die

„Neuen“, die wie Sie erst einmal mit der Diagnose zurechtkommen und sich dann im Detail mit der Erkrankung auseinandersetzen müssen, profitieren enorm. Denn wie Sie bereits gelesen haben, ist Selbsthilfe eine wichtige Säule der Therapie. Medikamente allein genügen nicht – nur durch Ihr Mitwirken lässt sich das Fortschreiten der Erkrankung bremsen. Dafür bietet sich eine Selbsthilfegruppe bestens an: Sie bestärkt Sie darin, etwas gegen den Knochenschwund zu unternehmen. Sie birgt geballtes Osteoporose-Wissen, das Sie sich aneignen sollten (siehe Kasten). Bei den Treffen tauschen sich Menschen mit denselben Beschwerden über ihre Erfahrungen aus. Sie geben sich Tipps, was Medikamente, Schmerzlinderung und Arztpraxen angeht. Sie treffen und motivieren sich zum gemeinsamen Sport. Sie bieten einander emotionalen Halt. Sie motivieren sich zum Training, einer gesunden Ernährung – und zum Durchhalten. Und sie helfen bei sozialen Problemen. Außerdem lässt sich innerhalb der Gruppe über Dinge reden, über die man mit Gesunden vielleicht nicht sprechen mag.

6 Wie finde ich die richtige Gruppe?

In Deutschland gibt es etwa 100.000 Selbsthilfegruppen zu zahlreichen Erkrankungen und sozialen Themen. Insgesamt engagieren sich in diesen Gruppen rund 3,5 Millionen Menschen. Bei vielen dreht sich alles um den Knochenschwund: Der Bundesselbsthilfeverband für Osteoporose (BfO) etwa listet rund 300 Selbsthilfegruppen für Menschen mit Osteoporose in ganz Deutschland.

Es gibt sicher auch eine in Ihrer Nähe! Kontaktieren Sie die Gruppe Ihrer Wahl und fragen Sie nach einem ersten Kennenlerntreffen. Zum ersten Mal zu so einem Termin zu gehen, kostet Sie womöglich Überwindung. Doch schauen Sie sich die Gruppe einfach mal an – wetten, dass beim zweiten Treffen alles schon viel einfacher ist? Falls die Gruppe tatsächlich nicht zu Ihnen passt, probieren Sie eine andere aus – oder gründen einfach selbst eine Osteoporose-Selbsthilfegruppe.

Machen Sie sich schlau!

Wer sich gut über Osteoporose informiert, kann besser und selbstbestimmt mit der Erkrankung umgehen. Fachleuten zufolge verbessert das die Langzeit-Prognose.

OSTEOPOROSE-QUIZ

Testen Sie Ihr Wissen!

Wenn Sie bis hierher gelesen haben, haben Sie nahezu alles über Osteoporose erfahren. Woran erinnern Sie sich noch in diesem abschließenden Kapitel zur Psyche? Testen Sie Ihr Wissen mit unserem letzten Quiz:

1 Was hilft gegen Schmerzen?
- (a) Stress
- (b) eine Woche Bettruhe
- (c) Wärme

2 Wann gilt Schmerz als chronisch?
- (a) wenn er länger als drei Monate anhält
- (b) wenn er sich pochend anfühlt
- (c) wenn er nach einer Woche nicht verschwunden ist

3 Was ist eine wirksame Entspannungstechnik?
- (a) Hypnose
- (b) Autogenes Training
- (c) Muskelentspannung nach Johannsen

4 Wie heißt das Stresshormon?
- (a) Östrogen
- (b) Cortisol
- (c) Parathormon

5 Wie viele Osteoporose-Selbsthilfegruppen gibt es in Deutschland?
- (a) mehr als 300
- (b) eine in jedem Bundesland
- (c) so viele, wie es Osteologen gibt

AUFLÖSUNG:

1 (c) ist richtig:
Bei Osteoporose kommt es oft zu Rückenschmerzen durch Muskelverspannung. Wärme fördert die Durchblutung der überbeanspruchten Muskulatur und trägt zur Lockerung von Verspannungen bei.

2 (a) ist richtig:
Wenn Schmerzen, egal welcher Art, länger als drei bis sechs Monate anhalten, sprechen Fachleute von chronischem Schmerz. Schmerz, der weniger lange andauert, heißt „akuter" Schmerz. Chronischer Schmerz gilt heute als eigenständige Erkrankung.

3 (b) ist richtig:
Autogenes Training hilft, Stresssituationen besser zu meistern. Es wirkt gegen Muskelverspannungen und chronische Schmerzen. Die Technik, bei der man sich mithilfe der Vorstellungskraft in einen entspannten Zustand versetzt, lässt sich lernen.

4 (b) ist richtig:
Das Stresshormon Cortisol wird in der Nebennierenrinde produziert. Es versetzt den Körper in einen leistungsfähigen Zustand und aktiviert abbauende Vorgänge. Zirkuliert dauerhaft zu viel Cortisol im Blut, schadet das den Knochen.

5 (a) ist richtig:
In zahlreichen Städten zwischen Nordseeküste und Alpenrand haben sich Selbsthilfegruppen für Menschen mit Osteoporose organisiert. Sie treffen sich zum Sport oder tauschen Informationen über die Erkrankung aus.

Notizen

Es ist der Geist, der sich den Körper baut.

FRIEDRICH SCHILLER

6

Service

Kurz und bündig

Mit Ihrer Osteoporose-Diagnose sind Sie nicht allein. Überall in Deutschland gibt es deshalb für Betroffene Anlaufstellen und Hilfsangebote. Lesen Sie auf den folgenden Seiten, welche das sind. Und machen Sie sich im Glossar mit Begriffen vertraut, denen Sie ab jetzt vermutlich häufiger begegnen.

Adressen im Netz und andere wichtige Ansprechpartner

Erste Anlaufstelle ist bei gesundheitlichen Problemen Ihre Haus- oder Facharztpraxis. Es gibt zudem Vereine und Organisationen, die Menschen mit Osteoporose mit Rat und Tat zur Seite stehen. Sie finden dort viele Informationen über die Erkrankung, Tipps zur Selbsthilfe und Sport- oder Selbsthilfegruppen in Ihrer Nähe:

Aktionsbündnis Osteoporose
Hier finden Betroffene und Angehörige vielseitige Informationen zu Osteoporose, Sport und Ernährung, viele leckere Rezepte und einen 7-Tage-Ernährungswochenplan.
www.aktionsbuendnis-osteoporose.de

Bundesselbsthilfeverband für Osteoporose e. V.
Dachverband für 300 Selbsthilfegruppen in Deutschland. Er informiert unabhängig über den aktuellen Forschungsstand und vertritt die Interessen der Betroffenen im Gesundheitswesen.
www.osteoporose-deutschland.de

Deutsche Seniorenliga e. V.
Auf dieser Website können Sie Ihr persönliches Sturzrisiko online ganz einfach selbst überprüfen. Sie finden dort auch Tipps, wie Sie Sturzunfällen vorbeugen und so Ihr Frakturrisiko senken können.
www.deutsche-seniorenliga.de

Internisten im Netz
Die Expertinnen und Experten für Innere Medizin informieren auf ihrer Website über viele Erkrankungen, darunter Osteoporose. Lesen Sie alles über Ursachen und Risikofaktoren, Symptome und die aktuelle Therapie.
www.internisten-im-netz.de

Netzwerk-Osteoporose e. V.
Selbsthilfe, Rehasport, Funktionsgymnastik, Krankheitsinfos – dieser Verein stärkt bundesweit die Patientenkompetenz. Videos und Online-Vorträge zu allen Bereichen der Osteoporose lassen keine Fragen offen.
www.netzwerk-osteoporose.de

Osteoporose Selbsthilfegruppen Dachverband e. V.
Suchen Sie hier zum Beispiel nach einer Selbsthilfegruppe in Ihrer Nähe oder fragen Sie um Rat, wenn Sie selbst eine Gruppe gründen möchten. Auch persönliche Beratung zur Erkrankung ist möglich.
www.osd-ev.org

Glossar – Kleines Lexikon der Fachbegriffe

Als wären die unzähligen Informationen, die Sie nun über Ihre Erkrankung gelesen haben, nicht schon genug, sind dabei auch noch viele Fremdwörter auf Sie eingeprasselt. Hier finden Sie die wichtigsten Fachbegriffe im Zusammenhang mit Osteoporose – und die jeweilige Erklärung dazu:

A

Anamnese: Erstes Gespräch eines jeden Arzttermins, bevor die eigentliche Untersuchung beginnt.

Antiresorptiva: Medikamente, die den Knochenabbau hemmen. Dazu zählen Bisphosphonate und selektive Östrogen-Rezeptor-Modulatoren (SERM).

B

Biologika: Biotechnologisch hergestellte Arzneimittel, die das Immunsystem beeinflussen. Dazu gehören zum Beispiel die Antikörper gegen Osteoporose: Denosumab oder Romosozumab.

Biopsie: Gewebeprobe aus einem verdächtigen Areal, die nach der Entnahme im Labor untersucht wird.

Bisphosphonate: Klassische Osteoporosemedikamente, die lange wirken und den Knochenabbau bremsen, indem sie die Osteoklasten hemmen und die Knochen versiegeln.

Body-Mass-Index (BMI): Körpergewicht in Relation zur Körpergröße. Gilt weiter als gängigstes Maß zur Beurteilung dafür, ob jemand unter-, normal- oder übergewichtig ist.

Bone Mineral Density (BMD): Englischer Begriff für die Knochendichte, die als Maß für die Knochenfestigkeit dient.

C

Computertomographie (CT): Bildgebendes Verfahren in der Medizin, das 3-D-Röntgenbilder produziert. Umgangssprachlich fährt der Patient „in die Röhre“.

Cushing-Syndrom: Stoffwechselerkrankung, die oft zu einer sekundären Osteoporose führt, weil der Körper zu viel Cortisol produziert.

D

Denosumab: Osteoporosemittel, das zu den Biologika gehört und die Osteoklastenbildung hemmt.

DXA-Messung: Knochendichtemessung, bei der mittels Röntgen der Knochenmineralgehalt in Hüfte und Wirbelsäule gemessen wird. Die Untersuchung ist schmerzfrei, jedoch mit Strahlenbelastung verbunden.

DXA-VFA-Verfahren: „Vertebral Fracture Assessment", das als Standardverfahren zur Diagnostik von Wirbelkörperbrüchen neu in den Leitlinien steht.

E

Endokrinologie: „Lehre von den Drüsen innerer Sekretion". Endokrinologinnen und Endokrinologen kennen sich mit Hormonen und dem Knochenstoffwechsel aus.

Enzyme: Lebenswichtige Eiweiße, die an vielen Stoffwechselvorgängen beteiligt sind und diese beschleunigen.

Essstörung: Psychische Erkrankung, die speziell bei Magersucht mit einem Nährstoffmangel einhergeht. Dieser kann später zu Osteoporose führen, vor allem, wenn die Essstörung in der Jugend bestand.

F

Fraktur: Mediziner-Begriff für „Knochenbruch", vom lateinischen Wort „fractura". Das Frakturrisiko ist bei Osteoporose aufgrund der verringerten Knochendichte erhöht und nimmt im Alter zu.

G

Glukokortikoid: Natürlich im Körper vorkommendes Steroidhormon, das umgangssprachlich „Kortison" genannt wird. Es beeinflusst den Knochenstoffwechsel negativ.

Gonadotropin-Releasing-Hormon: Medikament, das bei Prostatakrebs zum Einsatz kommt und zu einer sekundären Osteoporose führen kann.

H

Hormone: Botenstoffe, die viele Vorgänge im Körper steuern, zum Beispiel den Tag-Nacht-Rhythmus, die Lust auf Sex, den Appetit oder den Blutzuckerspiegel.

I

IGeL: „Individuelle Gesundheitsleistung", deren Kosten die Krankenkassen nicht übernehmen. Die Knochendichtemessung per DXA-Verfahren gehört dazu, sofern sie nicht aufgrund eines konkreten Verdachts und mit Behandlungsabsicht ärztlich angeordnet wurde.

K

Kalzium: Mineralstoff, aus dem die Knochen sind. Bei Osteoporose ist eine tägliche Versorgung mit 1.000 bis 1.200 mg Kalzium besonders wichtig.

Kalziumräuber: Lebensmittel, die sich negativ auf die Knochenbilanz auswirken. Zu den Kalziumräubern zählen unter anderen Cola, Koffein, Wurst, Fast Food, Salz, aber auch oxalsäurehaltiges Gemüse wie Rhabarber und Mangold.

Kiefernekrose: Absterben von Kieferknochen.

Gefürchtete Nebenwirkung einiger Osteoporosemedikamente, die jedoch sehr selten und behandelbar ist.

Knochenumbaumarker: Verschiedene Blutwerte, mit denen sich die Dynamik des Knochenstoffwechsels abschätzen lässt.

Knochenbälkchen: Schwammartiges, aber festes System im Innern des Knochens, das diesem seine Festigkeit verleiht.

Knochendichte: Verhältnis von Knochenvolumen zu mineralisierter Knochenmasse, aus dem sich die Festigkeit und das Frakturrisiko abschätzen lassen. Eine zu geringe Knochendichte bedeutet Osteoporose.

Knochenzellen: Verschiedene Zellen, die in allen Knochen des Körpers aktiv sind und Knochenmasse auf- und abbauen.

L

Laborwerte: Blut, Urin oder Gewebe können mit modernen Geräten im Labor untersucht werden. Die Werte geben Aufschluss über den Gesundheitszustand.

M

MBSR (Mindfulness-Based Stress Reduction): Programm zur Stressbewältigung durch Achtsamkeit, das psychisches Leid chronisch Erkrankter nachweislich lindert und erlernbar ist.

Menopause: Letzter Menstruationszyklus einer Frau und damit das Ende ihrer Fruchtbarkeit.

Mobilitätstests: Teil der Basisdiagnostik einer Untersuchung auf Osteoporose, die Aufschluss über das Sturzrisiko geben.

Myokine: Botenstoffe, die arbeitende Muskeln beim Sport ausschütten. Sie beeinflussen den Knochenstoffwechsel positiv.

N

Nahrungsergänzungsmittel: Produkt mit Nähr- und Mineralstoffen, das bei entsprechendem Mangel eingenommen werden sollte. Osteoporose-erkrankte benötigen Vitamin D und Kalzium.

Nebennierenrinde: Äußere Schicht der Nebenniere, die beidseitig den Nieren aufliegt. Hier werden mehr als 40 verschiedene Hormone gebildet.

O

Oberschenkelhals: Oberes Ende des Oberschenkelknochens, der im Hüftgelenk das Bein mit dem Becken verbindet. Eine Fraktur des Oberschenkelhalses kommt häufig bei Osteoporose und älteren Menschen vor.

Östrogen: Sexualhormon der Frau, das die Knochen vor Abbau schützt. Sinkt der Östrogenspiegel in den Wechseljahren, geht das mit einem Verlust an Knochenmasse einher.

Östrogen-Rezeptor-Modulatoren (SERM): Osteoporosemedikamente, die ähnlich wie das weibliche Sexualhormon Östrogen die Knochen vor Abbau schützen. Ein wichtiger Wirkstoff heißt Raloxifen.

Osteoanabolika: Medikament, das die Neubildung von Knochenmasse fördert. Dazu zählen die Wirkstoffe Teriparatid, Abaloparatid und das Parathormon.

Osteoblasten: Zellen im Knochengewebe, die für den Aufbau von Knochenmasse zuständig sind und Knochenbrüche reparieren.

Osteodensitometrie: Knochendichtemessung, vorzugsweise mittels DXA-Messung, aber auch per Ultraschall.

Osteoklasten: Zellen im Knochengewebe, die für den Abbau von Knochenmasse zuständig sind. Bei Osteoporose hilft es, diese Zellen medikamentös zu hemmen.

Osteologie: Fachgebiet der Medizin – „Lehre von den Knochen".

Osteopenie: Vorstufe von Osteoporose, bei der die Knochendichte bereits ungesund verringert ist.

Osteozyten: Knochenzellen, die aus den Osteoblasten hervorgehen und den Knochenstoffwechsel regulieren.

P

Parathormom: Natürlich im Körper vorkommendes Hormon, das in den Nebenschilddrüsen produziert wird und den Knochenaufbau fördert, indem es die Osteoblasten stimuliert.

Periost: Medizinischer Fachbegriff für die Knochenhaut, die jeden Knochen des Skeletts wie eine Hülle umgibt.

R

Radiologie: Teilgebiet der Medizin, das sich mit Strahlenheilkunde und bildgebenden Verfahren zur Diagnostik beschäftigt. Für eine Knochendichtemessung per DXA-Verfahren muss man eine radiologische Praxis aufsuchen.

Rippen-Becken-Abstand: Lücke zwischen unterster Rippe und Beckenkamm in der Taille. Kommt es zu Wirbelkörperbrüchen, verringert sich der Abstand, was zu Schmerzen führen kann.

Risikofaktor: Etwas, das die Wahrscheinlichkeit für eine Erkrankung vergrößert. Bei Osteoporose gelten Bewegungsmangel oder eine Essstörung als Risikofaktoren.

Romosozumab: Osteoporosemittel, das zu den Biologika gehört. Es blockiert den Botenstoff Sklerostin, der die Knochenneubildung hemmt.

S

Spongiosa: Schwammartiges Gewebe im Knocheninnern, das aus feinen Knochenbälkchen besteht.

Standardabweichung: Maß für die Streubreite eines Merkmals rund um seinen Mittelwert. Umgangssprachlich „plus-minus".

Steroidhormone: Natürlich vorkommende Botenstoffe im Körper, zu denen die Sexualhormone Testosteron und Östrogen sowie das Stresshormon Cortisol gehören.

Stuhl-Aufsteh-Test: Test zur Beurteilung der Mobilität einer Person, der auch dazu dient, das Sturzrisiko einzuschätzen.

Sturzprävention: Maßnahmen, die Stürze verhindern sollen. Dazu gehören Gleichgewichts- und Krafttraining sowie das Entfernen von Stolperfallen zu Hause.

T

Teriparatid: Osteoporosemedikament, das dem Parathormon ähnelt und die Neubildung von Knochenmasse vorantreibt.

T-Score: Ergebnis einer Knochendichtemessung per DXA-Verfahren. Bei einem Wert unter –2,5 liegt Osteoporose vor.

Testosteron: Männliches Sexualhormon, das in den Hoden gebildet wird und den Knochenstoffwechsel positiv beeinflusst.

Tinetti-Test: Test zur Beurteilung der Mobilität einer Person, der auch dazu dient, das Sturzrisiko einzuschätzen.

U

Ultraschall: Bildgebendes Verfahren ohne Strahlenbelastung, mit dem sich die Knochendichte abschätzen lässt. Genauer ist aber das DXA-Verfahren.

V

Vitamin D: Fettlösliches Vitamin, das die Aufnahme von Kalzium aus dem Darm ins Blut ermöglicht und den Kalziumspiegel im Blut konstant hält. Enthalten in Lebertran.

Vitamin K: Fettlösliches Vitamin, das den Knochenaufbau positiv beeinflusst. Es steckt in grünem Gemüse, das bei Osteoporose auch wegen des Kalziumgehalts auf dem Speiseplan stehen sollte.

W

Wirbelkörper: Bauelemente der Wirbelsäule. Die menschliche Wirbelsäule besteht aus 32–34 Wirbeln. Sieben Halswirbeln, zwölf Brustwirbeln, fünf Lendenwirbeln, fünf miteinander verwachsenen Kreuzbeinwirbeln und drei bis fünf teils miteinander verwachsenen Steißbeinwirbeln.

Witwenbuckel: Umgangssprachlicher, nicht mehr zeitgemäßer Begriff für die Verformung der Wirbelsäule, wenn aufgrund der Osteoporose Wirbelkörper einbrechen und zunehmend ein Rundrücken entsteht.

Z

Zugbelastung: Neben der Druckbelastung die wichtigste Kraft, die beim Sport auf die Knochen wirkt. Sie veranlasst die Osteozyten, den Knochenstoffwechsel so zu verändern, dass es vermehrt zum Aufbau von Knochenmasse kommt.

Zyklusstörung: Veränderungen im monatlichen Zyklus der Frau, die oft durch Essstörungen verursacht werden. Bleibt die Regelblutung aufgrund einer Mangelernährung aus, sinkt der Östrogenspiegel, was den Knochen schadet.

Sachregister

A/B/C

D/E/F

G/H/I

K/L/M

N/O/P/S

T/U/V

W/Z

Impressum

Apotheken Umschau:
Osteoporose | Die ersten 100 Tage

ISBN 978-3-927216-69-3
PZN: 19215387

2. Auflage 2024
Wort & Bild Verlag
Konradshöhe GmbH & Co. KG (WUB)
Konradshöhe 1, 82065 Baierbrunn
Handelsregister: Amtsgericht München
HRA 44980 / USt-ID-Nr. DE 130750628

Geschäftsführer:
Andreas Arntzen (Vorsitzender),
Dr. Dennis Ballwieser, Malte von Trotha
Chefredaktion: Dr. Dennis Ballwieser,
Julia Rotherbl, Tina Haase, Stefan
Schweiger

Projekt- und Redaktionsleitung:
Beatrice Sobeck (Isartal Health Media
GmbH & Co. KG; IHM)
Konzept: Elke Schurr (IHM)
Text: Sina Horsthemke
Redaktionelle Mitarbeit: Stephanie
Arndt (IHM)
Lektorat: TextArt/Katja Rötzer
Fachliches Lektorat:
Prof. Dr. Andreas Roth, Apothekerin
Barbara Kandler-Schmitt (IHM)
Art Direction: Dominik Schwarz (IHM),
Viola Konrad (IHM)
Layout & Satz: kral&kral design

Kreation und Bildredaktion:
Dana Römhild-Fries (IHM),
Stephanie Wiegand (IHM)
Illustrationen Cover und innen:
Sören Kunz/Wildfox Running
Infografiken: Ilona Burghardt
Schlussredaktion:
Schlussredaktion.de GmbH
Bildbearbeitung: Olaf Schnee (WUB)
Produktion: Angelika Emmert (WUB)
Druck: Grafisches Centrum Cuno GmbH
& Co. KG, Gewerbering West 27,
39240 Calbe (Saale) – gedruckt im
Ultra HD Print®

Druckprodukt mit finanziellem Klimabeitrag
ClimatePartner.com/13493-2402-1001

FSC www.fsc.org MIX Papier aus verantwortungsvollen Quellen FSC® C043106

Vertrieb:
Edel Verlagsgruppe GmbH
Neumühlen 17, 22763 Hamburg

Hinweis: Die Ratschläge in diesem Buch wurden sorgfältig erarbeitet und geprüft. Erkrankungen gehören in ärztliche Behandlung. Das Buch kann daher keinen ärztlichen Rat ersetzen.

Bildnachweise:
S. 7 Uniklinikum Leipzig AöR/Stefan
Straube
S. 25 privat
S. 53 Dr. Uta Lempert-Scharla
S. 77 LMU Klinikum/S. Hartmann
S. 77 privat
S. 93 Fotografie Malsch
S. 113 Susanne Ollmann/ollmannfoto.com